国家卫生健康委员会医政医管局 ｜ 组织
国家卫生健康委卫生发展研究中心 ｜ 编写

分级诊疗制度探索与实践

主　　审　焦雅辉
编委会主任　付　强
主　　编　李大川

人民卫生出版社
·北京·

版权所有，侵权必究！

图书在版编目（CIP）数据

分级诊疗制度探索与实践 / 国家卫生健康委员会医政医管局，国家卫生健康委卫生发展研究中心组织编写. — 北京：人民卫生出版社，2022.7

ISBN 978-7-117-33267-5

Ⅰ.①分… Ⅱ.①国… ②国… Ⅲ.①分级分工医疗 – 医疗保健制度 – 研究 – 中国 Ⅳ.①R199.2

中国版本图书馆 CIP 数据核字（2022）第 108944 号

人卫智网	**www.ipmph.com**	医学教育、学术、考试、健康，购书智慧智能综合服务平台
人卫官网	**www.pmph.com**	人卫官方资讯发布平台

分级诊疗制度探索与实践

Fenji Zhenliao Zhidu Tansuo yu Shijian

组织编写： 国家卫生健康委员会医政医管局
国家卫生健康委卫生发展研究中心

出版发行： 人民卫生出版社（中继线 010-59780011）

地　　址： 北京市朝阳区潘家园南里 19 号

邮　　编： 100021

E - mail： pmph @ pmph.com

购书热线： 010-59787592　010-59787584　010-65264830

印　　刷： 人卫印务（北京）有限公司

经　　销： 新华书店

开　　本： 787×1092　1/16　　**印张：** 13

字　　数： 198 千字

版　　次： 2022 年 7 月第 1 版

印　　次： 2022 年 8 月第 1 次印刷

标准书号： ISBN 978-7-117-33267-5

定　　价： 59.00 元

打击盗版举报电话：010-59787491　E-mail：WQ @ pmph.com

质量问题联系电话：010-59787234　E-mail：zhiliang @ pmph.com

数字融合服务电话：4001118166　E-mail：zengzhi @ pmph.com

《分级诊疗制度探索与实践》

编写委员会

主　　　审　　焦雅辉

编委会主任　　付　强

主　　　编　　李大川

编　　　委　　（按姓氏笔画排序）

于洗河　马伟杭　王　斐　王义辉　毛　瑛

文　进　甘　戈　付　强　冯占春　刘冠贤

孙　强　李大川　李少冬　李建涛　李跃平

杨　洋　吴　晶　张光鹏　张牧嘉　张维斌

张博文　范艳存　罗　力　赵　琨　赵　锐

高晶磊　韩光曙

分级诊疗制度作为五项基本医疗卫生制度之首，是优化我国医疗卫生服务体系，提升服务效率的根本策略。自 2015 年以来，国家卫生健康委以提高基层医疗卫生服务能力为重点，以常见病、慢性病（也称"慢病"）分级诊疗为突破口，完善服务网络，创新体制机制，推进医疗联合体建设，逐步构建符合国情的分级诊疗制度。

2015 年以来，为推进分级诊疗制度建设，形成有序就医格局，国务院办公厅先后印发《国务院办公厅关于推进分级诊疗制度建设的指导意见》（国办发〔2015〕70 号）、《国务院办公厅关于推进医疗联合体建设和发展的指导意见》（国办发〔2017〕32 号）和《国务院办公厅关于促进"互联网 + 医疗健康"发展的意见》（国办发〔2018〕26 号），国务院医改办联合相关部门发布《关于印发推进家庭医生签约服务的指导意见的通知》（国医改办发〔2016〕1 号），既明确分级诊疗制度建设的目标、原则、主要任务和保障措施，又对家庭医生签约服务、医疗联合体建设、"互联网 + 医疗健康"发展等抓手提出具体要求，对基层首诊、双向转诊、急慢分治、上下联动的分级诊疗制度内涵进一步规范。

为确保各项改革措施落地更加具体，国家卫生健康委先后出台《关于推进分级诊疗试点工作的通知》（国卫医发〔2016〕45 号）、《关于加快推进分级诊疗试点工作的通知》（国卫医发〔2017〕41 号）、《关于进一步做好分级诊疗制度建设有关重点工作的通知》（国卫医发〔2018〕28 号）明确提出以"区域分开、城乡分开、上下分开、急慢分开"为抓手，推进下一阶段的分级诊疗制度建设。发布《关于印发城市医疗联合体建设试点城市名单的通知》（国卫办医函〔2019〕646 号）和《关于印发紧密型县域医疗卫生共同体建设试点省和试点县名单的通知》（国卫办基层函〔2019〕708 号），在全国先后确定 321 个分级诊疗试点城市、118 个城市医联体建设试点城市、567 个紧密型县域医共体建设试点县和山西、浙江 2 个紧密型县域医共体建设试点省，将分级诊疗制度建设和医联体建设纳入深化医改工作统筹安排。并先后发布《关于印发医疗联合体管理办法（试行）的通知》（国卫医发〔2020〕13 号）和《国家卫生健康委办公厅关于推广三明市分级诊疗和医疗联合体建设经验的通知》（国卫办医函〔2021〕547 号）等规范性文件。

同时，为指导各地具体推进分级诊疗工作，"十三五"期间，国家卫生健康委先后印发三级综合医院、部分三级专科医院服务能力指南、县级医院服务能力基本标准和推荐标准等文件，规定了三级医院和县级医院应收治的核心病种和应开展的关键技术，制定了常见住院病种的双向转诊基本原则和流程。陆续印发了高血压、糖尿病、冠心病、慢性呼吸系统疾病、甲状腺肿瘤等十余种慢性病分级诊疗技术方案，明确基层医疗机构主要任务，在各级医疗机构间建立分工协作机制，为患者提供连续性诊疗服务。研究制定了促进诊所发展的文件，为基层医疗机构提供有益补充。鼓励举办独立设置的医学检验中心、影像中心、病理中心等类别的医疗机构，实现区域医疗资源共享。

自 2015 年起，受国家卫生健康委医政医管局委托，国家卫生健康委卫生发展研究中心（以下简称"卫生发展研究中心"）按年度对全国分级诊疗制度建设成效进行评估，并对典型地区做法进行总结提炼。经过"十三五"时期的建设发展，分级诊疗制度建设取得阶段性进展。①基层首诊有效推进，重点人群签约率由 2015 年 28.33% 增加到 2020 年的 75.46%，全国县域内就诊率达 94%；②双向转诊更加有序，全国双向转诊人次数年均增长率为 19.5%，其中患者下转人次数年均增长率达 38.4%，2020 年上转患者人次数首次出现下降；③急慢分治初见成效，日间手术试点病种数量由 2016 年的 43 种扩展至 2020 年的 120 种，手术量增加 74 万例次，"五大中心"累计建成超过 1.4 万个；④上下联动不断增强，2020 年全国组建各种模式医联体超 1.5 万个，其中 46.9% 的转诊患者为医联体内转诊。

各地政府对分级诊疗制度建设高度重视，采取积极措施加快推进，支持政策不断完善，分级诊疗制度基本构建，医疗机构功能定位进一步落实，"四个分开"逐步实现，医联体网格化管理持续推进，涌现出一批先行先试典型地区。在国家卫生健康委医政医管局的指导下，卫生发展研究中心组织专家在"十三五"期间评估工作的基础上，开展了全国分级诊疗制度建设典型案例编撰工作。

感谢各地卫生健康行政部门、医疗机构和有关专家提供的典型材料。本书收录的典型案例是分级诊疗制度建设取得的阶段性成果。由于案例收集渠道有限，可能遗漏一些改革创新地区，欢迎各地踊跃投稿，我们将继续围绕分级诊疗制度建设编撰出版典型案例。

国家卫生健康委员会医政医管局
国家卫生健康委卫生发展研究中心
2022 年 2 月

目录

"十三五"时期分级诊疗制度建设概况

按照党中央、国务院决策部署，自 2015 年《国务院办公厅关于推进分级诊疗制度建设的指导意见》（国办发〔2015〕70 号）（以下简称《指导意见》）印发以来，国家卫生健康委以提高基层医疗服务能力为重点，以常见病、慢性病分级诊疗为突破口，完善服务网络，创新体制机制，开展分级诊疗、城市医疗集团和紧密型县域医共体建设试点，逐步构建符合国情的分级诊疗制度。为全面掌握全国各地工作进展情况，国家卫生健康委医政医管局委托国家卫生健康委卫生发展研究中心在"十三五"期间按年度开展分级诊疗制度建设第三方评估。

一、分级诊疗制度顶层设计基本完成

自 2015 年《指导意见》印发以来，国家卫生健康委紧紧围绕"基层首诊、双向转诊、急慢分治、上下联动"分级诊疗目标，不断完善分级诊疗制度。

1. 以提升基层医疗服务能力为重点，完善基层首诊的相关制度。

建立家庭医生签约服务、远程医疗制度，出台社区医院基本标准、县级医院医疗服务能力标准等规范性文件，进行综合绩效考核，及时总结和评判进展情况，确保建设取得预期成效。建立健全对口帮扶机制，着力让人民群众就近享受高水平的医疗服务。

2. 构建各级医疗机构间的分工协作机制。

出台推进医疗联合体建设和发展的指导意见，规定了三级医院和县级医院应收治的核心病种和应开展的关键技术，明确了基层医疗机构主要任务。制定常见住院病种的双向转诊基本原则和流程，陆续印发高血压、糖尿病、冠心病、慢性呼吸系统疾病、甲状腺肿瘤等十余种慢性病分级诊疗技术方案，健全双向转诊和上下联动的相关制度，为患者提供连续性诊疗服务。发展独立设置的医学检验中心、影像中心、病理中心等类别的医疗机构，促进区域间优质资源有效整合共享。完善与分级诊疗要求相配套的医疗服务价格、基本医疗保险、薪酬分配、公立医院绩效考核等制度，推动各级医疗机构落实功能定位。明确提出以"区域分开、城乡分开、上下分开、急慢分开"为抓手，推进分级诊疗制度建设，明确医联体"谁来建""如何建""如何联""如何考核"等重点问题，促进医联体规范发展。

3. 以优化医疗服务模式为重点，形成急慢分治的相关制度。

推动发展"互联网＋医疗健康"，鼓励医疗机构运用互联网技术提供安全适宜的医疗服务，探索在线开展部分常见病、慢性病复诊，逐步构建覆盖诊前、诊中、诊后的线上线下一体化医疗服务模式。国家卫生健康委联合相关部门推动日间手术试点、急诊急救领域"五大中心"建设，发展居家医疗服务，探索建立长期护理保险制度，不断满足急危重症与慢性病的医疗服务需求。

二、 医联体建设实现跨越式发展

1. 各地根据区域内分级诊疗制度建设实际情况，因地制宜、分类指导，充分考虑医疗机构地域分布、功能定位、服务能力、业务关系、合作意愿等因素，探索分区域、分层次组建多种形式的医联体，推动优质医疗资源向基层和边远贫困地区流动。截至 2020 年 12 月，全国组建城市医疗集团、县域医疗共同体、跨区域专科联盟、面向边远贫困地区的远程医疗协作网超过 1.5 万个。社会办医参加医联体建设数量显著增加，较 2015 年同期增长 251.2%。

2. 医联体网格化布局管理加强，区域医疗资源有效整合，医联体内人员流动活跃。不完全统计，2020 年城市医疗集团和县域医共体牵头医院指导基层开展新技术、新项目共计 32 130 项，医联体上级单位向下级单位派出专业技术和管理人才 93.1 万人次，医联体内基层医务人员赴上级医疗机构进修学习 20.7 万人次。同时，积极探索以医联体为载体，加强各级医疗机构间技术帮扶和分工协作关系的路径。

三、 家庭医生签约服务"量质齐升"

家庭医生签约服务团队构成进一步充实。逐步形成由全科医生、专科医师、护士以及社会工作者组建的全专结合的服务模式，向签约居民提供服务。2020 年全国家庭医生签约人数达 5.86 亿人，签约率超过 40%，重点人群签约率由 2015 年 28.33% 增加到 2020 年的 75.46%。

四、 支持分级诊疗的信息化建设加快推进

1. 分级诊疗信息系统覆盖面不断扩大。

各地积极搭建"分级诊疗信息平台"，构建起医院间协同、医师间协作、医患间沟通的桥梁，逐步打破区域内各级医院的信息壁垒。截至 2020 年 12 月，全国 50% 以上的乡镇卫生院、社区卫生服务中心的分级诊疗信息系统实现与上级医疗机构患者关键信息共享。

2. 远程医疗服务能力不断提升。

各地逐步利用信息化手段促进医疗资源纵向流动，提高优质医疗资源可及性和医疗服务整体效率，"基层检查、上级诊断"的模式快速发展，互联网、大数据等信息技术手段在分级诊疗的支撑作用进一步凸显。

五、 区域优质医疗资源有效整合共享

新型办医模式不断涌现，医学检验、病理诊断、医学影像、消毒供应、血液透析等十大类资源共享独立设置医疗机构建设呈现快速发展，并逐步向集团化、连锁化方向发展。在保证质量与安全的前提下，加快推动区域内不同级别

医疗机构检查检验结果互认。

六、 接续性医疗机构发展迅速

各地积极推进康复、老年、长期护理等接续性医疗机构建设，发展接续性服务。截至 2020 年 12 月，康复型、老年型、长期护理型医疗机构同比分别增长 6.6%、6.9% 和 6.6%，全国范围内护理院、康复医院加入医联体的数量快速增长。

七、 双向转诊路径进一步畅通，患者就医流向趋于合理

双向转诊患者人次数显著增加。截至 2020 年，全国双向转诊人次数年均增长率为 19.5%。其中，上转患者人次数年均增长率为 15.5%，下转患者人次数年均增长率为 38.4%。双向转诊结构明显优化，下转患者占双向转诊患者比例逐年增加；2017 年双向转诊结构出现拐点，下转患者年增长率持续高于上转患者年增长率；2020 年上转患者人次数出现下降，同比下降 3.4%。"上转容易、下转难"问题显著缓解。住院患者异地就医现象逐步缓解。

八、 下一步思路

分级诊疗制度建设在"十三五"期间取得了重大进展和显著成效，但还存在部门联动机制有待加强、医联体规范化精细化建设有待完善、基层医疗服务能力不足等问题，影响分级诊疗格局的进一步成熟定型。下一步，要以强化分级诊疗体系建设为核心，强化各级党委政府对分级诊疗体系建设重要性的认识，推动各部门协同发力。加快优质医疗资源扩容和区域均衡布局。以探索区域内医疗卫生资源各主体之间紧密的协同整合机制为重点，推进紧密型医联体网格化布局发展。强化基层医疗卫生服务网底作用，开展以"基层首诊"为重点的分级诊疗整体示范工作。丰富家庭医生签约服务内涵。落实各级各类医疗

机构功能定位，推进急慢分治，强化分级诊疗服务连续性。以搞活机制为重点，激发医疗机构内生动力和运行活力。充分发挥信息化支撑作用，助推分级诊疗体系建设提质增效。发挥绩效考核结果的"指挥棒"作用，全面推进分级诊疗体系建设。

（国家卫生健康委卫生发展研究中心
我国"十三五"时期分级诊疗制度建设第三方评估课题组）

医联体网格化管理助力
分级诊疗

——天津市北辰区分级诊疗制度建设经验

　　自 2015 年起，天津市北辰区实施医联体网格化管理，以 2 家区属三级医院为牵头单位，区内社区卫生服务中心为成员，成立了东西分片的两个医联体。在各医联体内，三级医院对医疗服务能力和硬件水平较弱的社区卫生服务中心实行人、财、物一体化管理，对能力和水平较强的社区卫生服务中心通过上下转诊、师徒带教、专科共建等方式进行合作；社区卫生服务中心则担任区内村卫生室法人，实行二者在机构、人员、药品、财务、业务、绩效上的"六统一"。在此基础上，北辰区大力推进区域卫生信息化平台建设，三级医院可以通过该平台为社区卫生服务中心进行远程会诊和出具高质量的检查检验报告。此外，就诊患者可以在医联体内通过信息化平台进行上下转诊，享受优先诊疗待遇，且无须进行重复的检验检查。三级医院内设医联体转诊接待处，并定期到社区卫生服务中心和村卫生室开展双向转诊的宣传教育活动。通过建设区域医联体，北辰区初步形成了"基层首诊、双向转诊、急慢分治、上下联动"的分级诊疗就医格局。

一、改革背景

　　北辰区是天津环城四区之一，是京滨综合发展轴上的重要节点，全区总面积478 平方千米，辖 9 镇 8 街，常住人口 90.96 万。改革前天津市已进入人口老龄化加速期，各种疾病的发病率逐渐增高，而此时辖区内医疗卫生水平相对薄弱，还未有市属三级医院落户北辰区，两家区属三级医院（天津市北辰医院和天津市北辰区中医医院）尚在成长期，基层开展医疗服务的能力有限，且村卫生室（北辰区属于城乡结合区域，域内现有 52 家村卫生室）处于松散自营模式，不能满足辖区居民的就医需求。东西片区的居民如需专科诊疗服务，前往市级三级医院至少需要 1 小时车程，且大医院人满为患，推动分级诊疗制度建设的改革工作迫在眉睫。

为此，近年来在天津市委、市政府的领导下，北辰区区委、区政府高度重视医药体制改革工作，将医联体建设作为推进分级诊疗制度的重要抓手，并不断完善。区政府先后制定出台《北辰区关于加强基层医疗服务能力推进分级诊疗制度建设的实施方案》《北辰区推进镇村卫生服务一体化管理实施细则》等系列文件，成立由区委、区政府主要领导任组长，相关职能部门为成员的北辰区深化医改工作领导小组，定期召开联席会议，统领医联体建设、公立医院综合改革、现代医院管理制度等医改试点任务全方位、系统性地实施。

天津市北辰区以"强基层、建机制、促健康、惠民生"为改革目标，通过建设区域医联体，提升基层诊疗服务水平，推动分级诊疗制度的落实。

二、 主要做法

（一）分级诊疗体系建设

自 2015 年起，北辰区分别以 2 家区属三级医院天津市北辰医院和天津市北辰区中医医院为牵头单位，区内 15 家社区卫生服务中心为成员，通过签订协议的方式构建了用于落实分级诊疗体系建设的医联体。两个医联体根据地理位置，实行东西分片的网格化管理，其中北辰医院与 8 家社区卫生服务中心组建东片区医联体，北辰区中医医院与 7 家社区卫生服务中心组建西片区医联体。

在医联体内，社区卫生服务中心与牵头医院之间的合作形式可划分为三种类型：① "托管型"，即社区卫生服务中心与牵头医院实行人、财、物的一体化管理，适用于服务水平和硬件条件较为薄弱的社区卫生服务中心，如青光镇社区卫生服务中心；② "助力型"，即社区卫生服务中心与牵头医院通过上下转诊、专科共建等方式进行合作，适用于服务能力强、区域内影响力大的社区卫生服务中心，如大张庄镇社区卫生服务中心；③ "居中型"，即根据社区卫生服务中心的特点，促使其逐步向"托管型"与"助力型"医联体并拢。

此外，北辰区属于城乡结合区域，区内还存在村卫生室。目前北辰区以社区卫生服务中心主任作为村卫生室法人代表，取消了原来村卫生室"村办村管"的管理体制，实行社区卫生服务中心和村卫生室在机构、人员、药品、财务、业务、绩效上的"六统一"。社区卫生服务中心负责村卫生室人员的统一聘用和管理，政府则对村卫生室工作人员予以岗位补贴，并为村卫生室安装管理业务软件。当前，村卫生室内已实现全部药品（除中药饮片）零差率销售，以及医药服务费用的医保联网结算，并且村卫生室医生每年至少能接受两次免费的岗位技能培训，切实提高了村卫生室的医疗服务水平。

（二）功能定位落实

在北辰区内，北辰医院和北辰区中医医院主要负责提供针对急危重症和疑难复杂疾病的诊疗服务。2018—2020年，北辰区政府累计投入财政5 575万用于以上两家医院的重点专科建设，其中北辰医院以心内科、脑系科、呼吸内科、骨科为重点发展科室，北辰区中医医院则以中医特色为主、中西医并重发展，建设了针灸科、脑病科、心病科、骨伤科、妇科等中医重点专科。

社区卫生服务中心主要负责高血压、糖尿病、冠心病、脑卒中恢复期等诊断明确、病情稳定的常见疾病和慢性疾病的诊治。为了适应区域内原有三级医院就诊患者的用药习惯，促使其在社区卫生服务中心就诊和取药，北辰区大力推进社区卫生服务中心与区内三级医院配备相同商品名的药品。

此外，北辰区高度重视家庭医生团队建设，在医联体内选派高年资的三级医院慢性病医师每周至家庭医生团队所在的社区卫生服务中心坐诊1~2次，协同家庭医生做好老年人、失能、半失能等重点人群管理，开展健康教育、入户医疗护理、康复指导等延伸服务，切实发挥基层家庭医生"健康守门人"的作用。同时，由区政府投入财政用于家庭医生签约服务的专项补贴（截至2020年，共计投入1 335万元）。目前北辰区家庭医生签约服务的覆盖人口比例逐年提高，已由2017年的50.78%升至了2021年的58.48%。

落实分级诊疗的关键在于提高基层医疗机构的服务水平和患者对基层医疗服务能力的认可度。为此，北辰医院和北辰区中医医院定期安排专家到社区卫生服务中心，通过开设医联体门诊（三级医院专家在社区卫生服务中心坐诊）、开展特色专科共建（三级医院以中医康复科、眼科、耳鼻喉科、妇科、骨科、消化科、内分泌科、皮肤科为重点学科，帮助社区卫生服务中心开展新技术、新项目共计 11 项）、师徒带教、医疗质量协同管理等多种形式，带动基层服务能力的提升（截至 2020 年，区政府共计投入 1 429 万元对三级医院支持基层能力建设进行专项补贴）。2019 年至今，三级医院累计下派 100 余名医师和管理人员到基层帮扶，诊疗患者 18 481 人次，带教查房 2 219 人次。同时基层医师也会针对性地到三级医院进修培训，有效提高常见病、多发病和慢性病的专业诊疗水平。

（三）运行机制建立

在北辰区，辖区内居民生病时可以就近前往社区卫生服务中心就诊，当就诊居民进行血液学检验和影像学检查后，社区卫生服务中心会将一些超出自身检验能力的项目（如内分泌、肿瘤标志物等检测项目）样本送往三级医院，或将就诊居民的影像学检查结果通过区委网信办牵头搭建的区域远程诊疗平台上传至三级医院，经三级医院医生专业诊断后再将诊断结果通过该平台反馈给社区卫生服务中心。同时，若社区卫生服务中心无法对确诊患者给出治疗建议时（如骨科和心内科疾病），也可以通过该平台与三级医院实现远程会诊，及时为就诊患者提供准确的治疗方案。

当就诊患者确需转至三级医院进行诊疗时，社区卫生服务中心的医生会通过医联体内的分级诊疗信息平台、微信、电话等渠道将患者转诊至三级医院，三级医院会为转诊患者预留床位和号源，确保其优先享受相关医疗服务，并避免重复的检验检查。在三级医院内由医院社区科设置医联体转诊接待处，负责衔接上转患者的有序就诊；院内医生还会定期到社区卫生服务中心和村卫生室开展双向转诊的宣传教育活动。此外，三级医院也会及时将慢性病出院患者下转至社区卫生服务中心，并出具转诊建议，由社区卫生服务中心在 15 天内完成下转患者的随访追踪，提供体格检查、健康教育、行为干预等康复性指导，实现患者的全病程闭环管理。

（四）配套政策

北辰区通过以下四种配套政策，促进区域内分级诊疗制度的建设：

1. 以"智慧北辰"为框架，大力推进区域卫生信息化平台建设。

对电子健康档案、电子病历、全员人口和卫生资源等信息资源库进行集中整合，实现个人全生命周期医疗健康数据的共享调阅和医疗机构间诊疗信息的互联互通，等级已达到国家医疗健康信息互联互通标准化成熟度四级甲等水平。以信息化平台为依托，全面部署区域影像归档和通信系统、实验室信息管理系统、心电和临床会诊系统的建设，为远程检验检查数据传输、教学培训、临床会诊提供强信息技术支撑。

2. 建立开放共享的影像、心电、检验、病理诊断和临床会诊中心建设，实现社区卫生服务中心和三级医院间医师资源共享和检查检验结果的互传互认。

从2019年截至2021年9月，区医学影像中心累计出具诊断报告34 723例，检验中心累计完成委托检验63 317例，病理诊断中心累计出具病理诊断报告2 712例。

3. 北辰区15家社区卫生服务中心上线了天津市打造的"云管理"和"云药房"平台。

"云管理"打通了全市各级医疗机构的各类信息系统，实现各类数据互联互通；"云药房"则可以实现通过平台申请在社区卫生服务中心取到三级医院配备药品的功能，解决了基层医疗卫生机构药品保障不足等问题。

4. 区内实行差异化的医保报销政策。

居民在三级医院和社区卫生服务中心就诊费用的医保报销比例分别为55%和75%，签约家庭医生的居民在签约社区卫生服务中心就诊费用的医保报销比例为80%。通过以上差异化的医保报销政策来引导区域内居民在基层就诊，落实分级诊疗制度建设。

三、 主要成效

（一）分级诊疗格局初步形成

自改革以来，北辰医院和北辰区中医医院的三、四级手术占比均逐年上升。2018—2020 年北辰医院三、四级手术占比分别为 55.73%、60.38% 和 64.07%；北辰区中医医院的三、四级手术占比分别为 28.08%、35.28% 和 43.07%。北辰区总诊疗量中基层诊疗量占比持续上升，由 2015 年的 49.78% 提高至 2020 年的 56.78%（图 1）。2017—2020 年区内三级医院和基层医疗机构间共计转诊患者分别为 20 048 人次、19 269 人次、28 014 人次和 18 247 人次，其中由三级医院向基层医疗机构下转患者的人次占总转诊人次的比例逐年上升，分别为 11.48%、20.34%、43.62% 和 50.27%（图 2）。"基层首诊、双向转诊、急慢分治、上下联动"的分级诊疗就医格局日益形成。

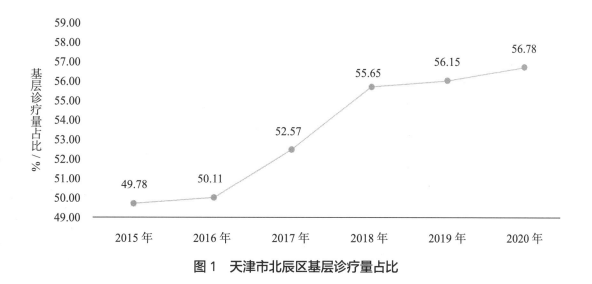

图 1　天津市北辰区基层诊疗量占比

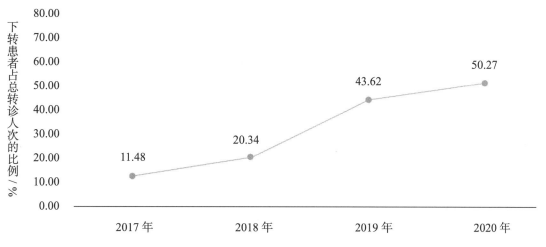

图 2　天津市北辰区下转患者占总转诊人次的比例

（二）基层服务能力稳步提升

2021年，北辰区内的大张庄镇社区卫生服务中心获批天津市首家社区医院，天穆镇、西堤头镇、宜兴埠镇、普东街和瑞景街5家社区卫生服务中心服务能力达到国家基本标准，小淀镇社区卫生服务中心达到国家推荐标准。

（三）基层人员收入逐年提高

北辰区的社区卫生服务中心在编职工年平均工资已连续3年持续增长，即便受新冠肺炎疫情影响，2020年该类职工的年平均工资依然较2019年同比增长2个百分点，基层医务人员工作积极性得到极大鼓舞。

（四）增强了人民群众的获得感，获得了国家相关部门的认可

近年来，北辰区先后被评为"全国农村中医药工作先进单位""国家卫生应急综合示范区""全国妇幼健康优质服务示范区""国家首批健康促进示范区"和"全国慢性病综合防控示范区"。2018年初，受到国务院办公厅"真抓实干成效明显地方"督查激励的通报。

四、 启示与建议

（一）特点与启示

1. 通过建立区域医联体来落实分级诊疗制度建设，可以提高区域内基层医疗机构的医疗服务能力。

落实分级诊疗的关键在于提高北辰区社区卫生服务中心的医疗服务能力，具体可以通过建立区域内医联体，从而使三级医院对社区卫生服务中心进行技术帮扶来实现。然而北辰区区域内仅有2家区属三级医院，却有15家社区卫生服务中心。为了实现区域内有限医疗资源的高效整合，北辰区实行差异化的医联体建设方案：医疗服务能力和硬件条件较弱的社区卫生服务中心，与三级医院间实行人、财、物一体化管理；医疗服务能力较强的社区卫生服务中心，与三级医院仅通过上下转诊、专科共建等方式进行合作。该举措可为高水平三级医院数量有限而基层医疗机构较多的地区建设分级诊疗制度提供经验借鉴。

2. 以信息化建设赋能分级诊疗制度建设。

北辰区高度重视信息化建设，具体措施包括：①建设区域远程诊疗平台，三级医院可为诊疗能力较弱的社区卫生服务中心出具高质量检查检验报告、提供远程会诊和可靠的治疗方案；②建设影像、心电、检验、病理诊断和临床会诊中心，实现三级医院和社区卫生服务中心间医师资源共享和检查检验结果的互传互认，避免患者重复检查检验。以上举措切实加强了基层医疗机构的诊疗水平，方便了患者的就诊，能够为基层医疗服务能力较弱的地区提供经验借鉴。

3. 推行"镇村一体化"，促进村卫生室医疗服务能力提升。

北辰区属于城乡结合区域，区内还存在村卫生室，其医疗服务能力较差，因此北辰区取消了原有的村卫生室"村办村管"的管理体制，以社区卫生服务中心主任作为村卫生室法人代表，通过实行社区卫生服务中心和村卫生室在机构、人员、药品、财务、业务、绩效上的"六统一"来提高村卫生室的医疗服务能力，可为城乡结合区域的分级诊疗建设提供经验借鉴。

4. 多举措打通分级诊疗中的上下转诊通道。

为了打通分级诊疗中的上下转诊通道，北辰区采取一系列举措，包括：①通过信息化平台为患者办理转诊；②三级医院内设置医联体转诊接待处，负责衔接上转患者的优先就诊；③三级医院医生定期到社区卫生服务中心和村卫生室开展双向转诊的宣传教育活动，提高基层医生和患者对转诊的认知和认可度。以上特色举措促进了北辰区分级诊疗中上下转诊功能的落地，可为其他地区提供经验借鉴。

（二）问题与建议

总体而言，近年来北辰区在落实分级诊疗改革工作中已经取得了一定进展，但就改革的总体目标来看，仍存在不足，如公立医疗机构薪酬制度改革难以突破制度瓶颈，与全面落实"允许医疗卫生机构突破现行事业单位工资调控水平，允许医疗服务收入扣除成本并按规定提取各项基金后主要用于人员奖励"有距离，这需要北辰区医改工作者不断探索完善相关配套政策，实现体制与机制的进一步创新。

（吴晶，邵荣杰　天津大学药物科学与技术学院）

实施"五五工程"促进
优质资源协同整合

——河北省唐山市分级诊疗制度建设经验

唐山市作为国家分级诊疗试点市，紧紧围绕保障广大人民群众健康职责，以提高全市整体诊疗服务能力、打通各层各级医疗机构上下转诊的梗阻为着力点，推进实施"五项策略"、搭建"五大平台"的"五五工程"，推进"区域分开、城乡分开、上下分开、急慢分开"，多点发力，构建符合群众需求的分级诊疗体系。

一、 改革背景

唐山市医疗资源分布不合理，特别是基层医疗卫生服务能力比较弱，存在供需发展不平衡等问题。唐山市立足于现实情况，按照国家、省关于分级诊疗制度建设的总体要求，2015年出台《唐山市建立分级诊疗制度实施办法》，推进分级诊疗工作。2017年，唐山市被确定为医联体建设第一批省级试点城市，着力系统部署分级诊疗制度建设，配套制定了《唐山市双向转诊规范》，在明确一、二、三级医疗机构功能定位的基础上制定了推行分级诊疗制度的重点：一是调整资源结构，推进建立大医院带社区的服务模式和医疗、康复、护理有序衔接的服务体系，更好地发挥三级医院专业技术优势及带头作用，加强社区卫生机构能力建设，鼓励康复和护理机构发展；二是构建分级医疗、急慢分治、双向转诊的诊疗模式，促进分工协作，合理利用资源，提高服务机构的整体效能；三是合理分流病人，方便群众就医。

二、 主要做法

（一）实施"五大策略"促进区域资源整合

以打造区域诊疗中心建设为契机，把国家、全市医疗资源按区域、按需要连接起来，促使双向转诊顺畅、自然，更大限度地方便群众就医。

1. 实施城际诊疗策略。

全市 26 家县级以上公立医院全域性加入北京大学人民医院医疗联合体，19 家医院加入中国创伤救治联盟，6 家三级医院加入全国医患体验中心，实现"京津冀"协作发展的城际诊疗策略。

2. 实施城区诊疗策略。

通过托管、兼并、战略联盟等方式，在城区之间由市工人医院、市人民医院、开滦总医院、市中医医院、市第二医院与全市 42 家二级以上综合医院和78 家社区服务中心（站）组建城区医疗集团，把城区医疗卫生机构串联在一起。从调整优化医疗服务存量着手，建立"三级医院为龙头、二级医院为骨干、社区卫生服务中心或乡镇卫生院为基础"的医疗集团。

3. 实施县乡诊疗策略。

以落实迁安市、遵化市、滦州市、滦南县、迁西县、乐亭县、玉田县 7 个紧密型县域医共体为抓手，在县乡村构建一体化医疗卫生服务体系，由县级医院对乡镇卫生院实行业务、财务、药采、人力、信息、分配"六统一"，逐步健全管理制度，完善分级诊疗内部运行机制。

4. 实施城乡诊疗策略。

以科学建立上下级医疗卫生机构间的分工协作机制为手段，5 大城市医疗集团内涵盖 58 家乡镇卫生院，覆盖全市 19 个县（市）区，构建城乡分级诊疗体系。

5. 实施专病诊疗策略。

以耳鼻喉、风湿免疫、内分泌、骨科等 25 个专科、专病联盟为纽带，积极构建专病诊疗协同发展策略，推进专病诊治在市、县域内基本解决。充分发挥各专业专科联盟及带教优势，促进医疗资源下沉。

（二）搭建"五大平台"确保双向转诊有序开展

1. 搭建医疗信息化平台，顺畅分级诊疗制度推进路径。

全市建成 29 个功能完善的医联体信息化平台，实现医联体内患者病历信息共享、影像资料实时传输以及专家面对面网络会诊，患者在家门口就可享受三级医院的医疗服务。各医联体成员单位可在体系内视频会诊、预约挂号、预约诊疗、检查检验结果传输、病理会诊、影像会诊、心电图远程会诊等，顺畅分级诊疗制度建设的信息路径。

2. 搭建绩效考核平台，引导分级诊疗制度建设落实。

目前，全市 40 家公立医院已开展二、三级公立医院绩效考核，并要求二、三级公立医院结合自身实际对绩效考核指标进行定期分析，建立绩效考核指标常态化自查机制，以指标分析研判医院管理，促进医院注重内涵建设、提升管理水平和加强学科建设，为落实分级诊疗发挥引导作用。

3. 强化医保调控杠杆，引导构建合理就诊秩序。

发挥医保对分级诊疗的调控作用，拉开起付线标准和支付比例，乡镇卫生院，其他一级及以下定点医疗机构，二级、三级定点医疗机构起付线每人每次 100 元、200 元、700 元、1 200 元，支付比例分别为 90%、80%、70%、55%。统筹区域内双向转诊时不再重复计算起付标准，向上转诊实行累计起付标准，向下转诊不再另设起付标准。不同层级医院起付线、报销比例档次拉开、加大，引导基层就诊。

4. 搭建医疗资源共享平台，推进同质化管理和服务。

通过各医联体内部组建检验、心电、病理、影像、消毒供应、后勤管理、物流配送等资源共享中心，加强医疗服务质量和安全方面的监管，促进资源的统一管理和有序流动，确保分级诊疗制度建设中医疗资源和服务同质。

5. 搭建基层能力建设平台，为推进分级诊疗注入能量。

大力推进优质资源下沉，将大医院门诊服务前移至基层、质控网络延伸至基层、急救网点建设在基层。加强以全科医生为主的基层医疗卫生人才队伍建设，通过上级医院医师下基层、远程培训、巡诊、带教查房等多种方式，提高基层基本医疗和公共卫生能力建设；通过基层在岗医师轮转培训、全科医生定向培养等方式提高基层医师学历层次，使其逐步向全科医生规范化培养过渡；实施"导师带徒"人才培养模式，组织签订师徒培养协议，充分发挥高年资人员技术和经验的"传、帮、带"作用，全面提高人才队伍整体素质和技能水平。开通"唐山卫健"线上大学，发挥规范化培训基地和三级医院师资优势，全面支持基层医疗卫生机构的全科医生、乡村医生进行线上全员培训，提升基层疫情防控能力和公共卫生管理水平。

（三）完善分级诊疗服务体系

1. 加强基层建设，完善医疗卫生服务体系。

唐山市按照每个行政村设置 1 所村卫生室的要求，通过新建、改建、扩建全面补齐了 495 个"空白村"，实现村卫生室全覆盖。强化县医院基础设施建设，结合医院等级评审、电子病历建设等工作进一步提升服务质量和内涵，按照县级强院标准落实各项改革措施，推动县域医疗卫生服务能力持续提升。

2. 积极推进家庭医生签约服务。

围绕"以基层为重点、预防为主、防治结合"的原则，做实家庭医生签约服务，对签约对象健康状况及其危险因素动态掌握。依托有资质的全科医生或医联体基层医疗卫生机构组建全科医生服务团队，以高血压、糖尿病等慢性病为重点，加快推进家庭医生签约服务，优先覆盖老年人、孕产妇、儿童、残疾人等重点人群。以一级医疗机构首诊为基础，以双向转诊为途径，实现高血压患者资源共享，帮助医疗集团内各参与单位建立"互联网＋高血压远程管理"服务站，为高血压患者提供个性化的"高血压远程管理"服务包，对高血压重点人群进行管理。

3. 健全分级转诊机制。

县（市、区）制定《区域首诊疾病种类目录》，鼓励并逐步规范常见病、多发病患者到基层首诊。规范转诊流程，各级医疗机构落实专人负责双向转诊，实行转出医疗机构负责制。加强转诊服务，上级医院对转诊患者优先接诊、优先检查、优先住院，为下转患者提供后续治疗方案。实施双向转诊"绿色通道"，向上转诊的患者由患者服务中心专人专门接待；急危重症患者在上级医院救治后，康复阶段转到当地基层医疗机构，形成上下级医疗机构良性运转机制。同时，鼓励慢性病患者到二级医院就诊，促进医联体内同质化发展，基层医疗整体服务能力提升显著。

三、 主要成效

（一）诊疗秩序更加合理

三级医院和基层医院就医秩序均得到改善，患者满意度增加。三级医院的三级、四级手术占比较上年增加 4.5 个百分点，微创手术占比增加 1.1 个百分点，大型设备检查阳性率较上年提高 3.2 个百分点，临床路径管理比去年增长 5 个百分点。县域内就诊率较去年提高 1.5 个百分点；远程会诊量同比增长 20%；基层患者满意度同比提高 5 个百分点，达到 95%；基层基本药物使用率较上一年度增长 6.3 个百分点；住院患者下转率同比增长 15 个百分点；县域内患者门（急）诊就诊次均费用同比减少 10%；县域内住院患者平均住院日同比降低 0.5 天。

（二）基层医疗卫生服务能力得到提高

1. 乡村医生队伍建设水平显著提高，通过统一招录、统筹调配、派医驻村等形式，解决村医不足问题。其中，2019 年招录乡村医生 109 名，2020 年招录 91 名。

2. 结合基层卫生人才能力提升项目，组织开展乡村医生线上培训和实操培训，基层诊疗服务能力显著提高。

3. 依托医联体开展一对一精准帮扶，推动建立城市医师定期服务基层工作机制，提高乡镇卫生院常见病、多发病诊疗能力。

（三）优质医疗资源进一步下沉

选派中级及以上医师进驻基层医疗卫生机构工作，每批次轮换时间不少于1 年，实现所有乡镇卫生院和社区卫生服务中心全覆盖。目前已派驻中级及以上医师 262 名，入驻 192 个乡镇卫生院和 46 个社区卫生服务中心，下沉基层进行为期一年的帮扶。选派医联体牵头医院临床科室主任到乡镇卫生院担任院长，将高年资技术人员下沉到卫生院任副院长，带动乡镇卫生院管理和业务水平显著提高，激发基层医务人员工作热情。2019年牵头医院帮助基层医疗机构开展新技术、新项目92项，较2018年增长82.6%；2020年帮助基层医疗卫生机构开展了新技术、新项目39项。

（四）外部协同机制更加健全

在医保部门支持下，各县（市、区）建立医联体内药品耗材统一采购机制。医联体内所有公立医疗机构参加药品耗材集中采购，市本级（路南、路北、开平、古冶、高新）和各县市区范围内公立医疗机构25种带量采购中标品种由市县区医疗保障局集中采购，并指定企业配送；其他临床用药品种按照河北省集中采购平台挂网价格采购，严禁线下采购和二次议价。实现用药衔接、处方自由流动、一体化配送。

四、启示与建议

（一）以强基层为重点完善分级诊疗服务体系

明确各级各类医院和医疗卫生机构的功能定位，构建职责明晰、结构完善的分级诊疗网络。同时，加强基层卫生人才队伍建设，多种方式渠道培养培训乡村医生；利用现代信息技术手段，以医联体建设为抓手，通过区域内资源共享和远程会诊等方式培养基层卫生人才，提高基层医疗卫生服务能力。

（二）推动县域内卫生人才共建共享

在县域紧密型医联体内，实行卫生技术人员统一招聘、统一培训、统一管理、统一调配、统一考核。对基层卫生人员实行"县聘乡用"，提升乡镇卫生院能力。大力推动优质医疗资源逐级、分层、常态下沉。从三级医院选拔优秀医疗卫生人才到县级公立医院担任"技术副院长"，选拔中级职称及以上人员任科室主任，实施"挂职"传帮带工程，推进县级医院建设与发展。

（三）创新基层卫生人员培训途径

选派县级以下医疗技术骨干到北京大学人民医院，分期分批开展为期一年、半年技术培训。开通"唐山卫健"线上大学，发挥规范化培训基地和三级医院师资优势，全面支持基层医疗卫生机构的全科医生、乡村医生进行线上全员培训，提升基层疫情防控能力和公共卫生管理水平。

下一步，一是进一步发挥远程医疗、互联网医疗的优势，提升一、二级医疗机构的技术服务能力。二是进一步加大医保支付方式改革力度和协同性，推动形成"基层首诊、双向转诊、急慢分治、上下联动"的分级诊疗格局。

（张光鹏，赵明阳　国家卫生健康委干部培训中心

国家卫生健康委党校）

构建"市-区-社区(乡镇)"连续性服务体系

——山西省太原市分级诊疗制度建设经验

针对城市新区居民剧增所致医疗卫生服务需求与基层卫生建设薄弱不匹配产生的不合理就医问题,太原市小店区政府高位推动构建与区域内经济发展水平相适应的"市-区-社区(乡镇)"三级连续性医疗服务模式,促进医疗卫生服务体系扩容提质,形成合理就医格局。具体由太原市小店区政府与太原市中心医院签署托管式帮扶协议,制定区域分级诊疗总体规划,通过实行"三医联动",发展社区特色医疗,做实家庭医生签约,畅通上下转诊通道,推进医防融合,构建连续性服务协作体,助力城市新区落实分级诊疗。

一、改革背景

太原市小店区 1998 年设区后,被确定为太原市"南移西进、扩容提质"城市发展战略的主要扩张区域。作为全省最具发展活力的现代都市区,各类市场主体突破 15 万户(科技型中小企业占全省总数 60%),吸引大量人口置产兴业,十年间人口从 56.9 万跃升至 135.7 万(增长 138%)。

大量新建社区带来的基本医疗卫生服务需求爆发式增长,大大超过原有区域卫生体系规划预测,常常促使群众即使是常见病、多发病诊疗也不得不去省市级三甲医院排队就医,加剧了"看病难看病贵"。传统城乡接合部的基层卫生建设相对薄弱,具体表现为:一是医疗卫生服务体系不健全。4 个乡镇转设为街道办事处后,原主要服务于所属村民的乡镇卫生院及村卫生室,无法有效承接城市社区服务定位。二是医疗卫生服务能力严重不足。原区医院人员数量、服务能力皆属"郊区医院底子"，近年来在山西白求恩医院等47家高水平医院汇聚区内情况下，常见病、多发病诊治水平乃至对下级社区卫生服务中心、乡镇卫生院的指导支持进一步萎缩。

为均衡市域优质医疗资源配置，改善小店区群众就医条件，以太原市中心医院汾东院区建设为契机，小店区政府出面签署"一址两院"帮扶协议，委托市中心医院全面托管帮扶小店区医疗集团（区人民医院及下辖6个社区卫生服务中心、3个乡镇卫生院），目的就是要夯实医疗卫生服务体系建设，提升基层医疗卫生服务能力，以"强基层"为主要抓手，多方共赢探索城市新区落实分级诊疗的可行之路。

二、主要做法

（一）总体规划，高位推动高质量发展

1. 明确政府责任。

全面落实政府办医责任。区医管委牵头建立完善监管评价制度，评估结果与市中心医院履约及区医疗集团领导班子薪酬绩效挂钩；区财政确保按原渠道足额安排区医疗集团成员单位补助资金；区人社按人口重新核定，总量控制并下放内设机构、岗位设置聘用、人事调动自主权；区医保出台医保打包支付政策；区卫体制定符合托管需要的基本公共卫生服务项目经费资金分配方案。

2. 实行"三医联动"。

建立以患者服务为中心的"三医联动"机制。出台转诊疾病目录、规范转诊接续流程，落实分级诊疗过程中的医疗质量连续化管理，为患者提供预防、诊断、治疗、康复、护理等连续服务，引导群众自愿到基层首诊；区级医院及下属社区卫生服务中心、乡镇卫生院全部开通省市医保定点与跨省异地医保结算，积极试点"按人头包干付费"的城乡居民医保医疗服务门诊统筹；在区医疗集团内部实行药品目录、议价、采购、配送、结算"五统一"管理，开通药品绿色供应通道，满足居民用药需求。

3. 信息互联互通。

加强信息化建设顶层设计，以慢性病管理为抓手，依托"健康山西"平台资源整合医保、基本公共卫生服务、健康档案管理等功能，共享区域内居民健康信息数据，打造以"医疗系统、智慧护理、智慧服务、家庭签约、智慧管理"为核心的信息化体系，便捷开展双向转诊、健康管理、远程医疗等服务，推动传统医疗向数字化医疗、智慧型医疗转变。

4. 管理帮扶优先。

市中心医院派驻"1位院领导 + 2名中层（医保、临床）+ 5名骨干（财务、药剂、器械、信息、护理）"管理团队，对区医疗集团各机构实行人、财、物一体化全面托管。并在摸清底数、明确思路基础上，结合区域分级诊疗落实难点痛点，开展"技术 + 管理"双帮扶，全面提升区医院及下属社区卫生服务中心、乡镇卫生院业务能力及管理水平。

（二）精准帮扶，提升区级医院能力

1. 细化学科分组，提升内涵建设。

以学科建设为抓手，细化区医院学科分组，新增儿科、中医科病区，疼痛科、精神心理门诊，筹建重症监护病房及呼吸与危重症病房。实施区级"3319启航计划"，推动区人民医院3个学科达到二级医院重点专科水平，打造检验中心、体检中心、远程会诊中心3个平台中心的同时，围绕慢性病管理"1"条主线路，切实落实分级诊疗制度及慢性病管理制度落地，打造全院"9"个特色诊疗技术。

2. 实施精准帮扶，实现资源共享。

市中心医院派驻专家承担区医院门（急）诊带教的同时，签署科室共享共建支持协议，以培养学科人才和发展技术为重点，以提高临床技术水平为靶向目标，落实市中心医院与区医院对口科室的上下联动、双向互动。以日常专家门诊、急会诊、教学查房为载体，组织现场带教帮扶，开展疑难危重病历讨论91次，开展学术讲座243次、业务培训141次。

（三）建设社区医院，提供一体化服务

1. 明确差异定位，打造品牌社区卫生服务。

以太原市中心医院为主组建专家平台，结合区人民医院和各社区卫生服务

中心核心力量，按照"一院一特色"差异化发展思路，选择人口构成类型明显、病种相对集中的小店、平阳路、北营 3 个社区卫生服务中心优先建设社区医院，打造"中医疼痛""医养结合""医护到家"临床诊疗特色科室，为慢性病患者及行动不便人群提供病情监测、用药调整、生活方式指导和插鼻胃（导尿）管、压疮护理等上门服务，提升居民对一体化慢性病管理服务的认可度。

2. 强化防治结合，提升基本公共卫生服务和传染病防控能力。

规范社区医院预检分诊流程，开展医务人员传染病知识培训，提高社区医院在健康体检和日常诊疗过程中早发现传染病的能力。利用家庭医生签约平台，严格按照基本公共卫生服务规范做实基本公共卫生服务项目，如优化 65 岁以上老年人体检工作流程，直接对接村医，推动单一健康体检转变为服务人群的健康管理全流程服务，实现检后咨询、个性化随访、住院绿色通道服务"一体化"。

3. 围绕连续性医疗服务，改善患者就医体验。

依照小店区城市医疗集团内外转诊管理规范，建立双向转诊通道和转诊平台，重点畅通"市级医院 - 区级医院 - 社区医院 - 家庭医生"转诊绿色通道，形成以人为本的闭环服务链。尤其是针对向下转诊难的"痼疾"，建立核心医院与各基层医疗卫生机构业务分工协作机制，将急性病恢复期患者、术后恢复期患者及危重症稳定期患者，及时转诊至下级医疗机构继续治疗和康复，为患者提供一体化连续性便利服务。

（四）做实家庭医生签约，建设便民服务体系

1. 优化家庭医生签约服务，推动上下联动。

将集团内和全市二级及以上医院专科医生作为技术支撑力量，纳入家庭医生团队，通过预留一定比例的医院专家号、床位等资源，方便签约居民优先就诊和住院，提高家庭医生签约质量。

2. 创新服务方式，切实便民惠民。

开通家庭医生健康服务热线，由来自基层公共卫生服务岗位的 9 名话务员，8 名市中心医院、区人民医院内外妇儿的临床专家以及 36 名来自社区卫生服务中心、卫生院的各科专家共同组成热线团队，24 小时保持畅通（早 8 时至晚 18 时为人工服务，其余时间为语音服务），为居民提供就医指南、健康咨询、专家指导等服务，建设大病进医院、小病进社区、康复进家庭的便民就医新格局。

三、 主要成效

（一）区域医疗服务能力显著提升

通过市中心医院对口专家精准帮扶，2020 年区医院临床路径病种数由 42 种增加到 106 种，开展腰椎手术、胆囊癌根治术、肾上腺肿瘤切除术、乳腺癌前哨淋巴结探测保乳手术等四级手术填补了区医院技术空白，三、四级手术同比增加 26%。出院人数同比增长 16%，病床使用率同比增长 35%，最高月环比增长达 120%，住院统筹支付金额同比增长率在 150% 左右。

（二）卫生人力资源基础进一步夯实

托管后区集团医疗卫生人员总数增加 13.2%，专业技术人员比例提高 7.4 个百分点，临聘人员比例明显得到控制，小店区社区卫生服务中心及乡镇卫生院医师数从每千人口 0.34 提升到 0.58。尤其是结合事业单位绩效薪酬改革，将现行基础性绩效与奖励性绩效 7 : 3 的结构比例调整为 3 : 2，加大奖励性绩效工资占比，人员工作积极性进一步提升。如，区人民医院科室医务人员人均月绩效提高为 800 ~ 900 元，核心人员提高为 6 000 元。

（三）居民满意度持续提高

签署便民协议，使居民在享受三甲医院水平服务的同时，只需负担二级医院费用水平，医保基金支付比例占住院总费用的比例由 2019 年的 54.26% 增长至 2020 年的 58.05%。一站式便民惠民服务吸引大量患者回流基层医疗卫生机构，区域内一级医疗机构出院人数占各级医疗机构出院总人数的比例由 2019 年的 6.4% 增长至 2020 年的 14.02%，有效缓解了辖区三级医院看病住院难问题，居民就医体验感和获得感不断提升。

四、 启示与建议

（一）特点与启示

1. 共赢体制机制创新是推进分级诊疗的重要基础。

针对隶属关系不同带来的利益统一、激励相容难题，太原市小店区政府直接与太原市中心医院签署托管式帮扶协议，在区委书记任组长的深化医改领导小组和区长为主任的公立医院管理委员会直接领导之下，市中心医院选派管理团队进驻后确定技术帮扶，并以团队为核心组建小店区城市医疗集团党委和领导班子。明确市中心医院、区卫体局、小店区城市医疗集团等相关各方责任、权利和义务，健全党委与行政领导团队议事决策制度，实行领导团队任期目标责任制，定期召开工作推进会，推行行政职能科室多部门协同办公，逐条督办发展难点问题。

2. 服务整合是促进合理就医格局的重要抓手。

围绕医疗卫生资源整合目标，建立"市级医院 - 区级医院 - 社区医院 - 家庭医生"卫生健康服务体系，提高区级医院医疗服务能力，打造特色社区卫生服务中心和乡镇卫生院，畅通各级医疗机构转诊效率。通过开展远程医疗、基层慢性病一体化管理、常见病和多发病同质化服务，有效分流患者数量，引导居民自愿到基层首诊，缓解三级医院因患者盲目就诊造成的服务压力，提升居民就医满意度，规范就医秩序，持续推动分级诊疗目标的实现。

3. 探索连续性医疗服务模式是提高城市新区吸引力的重要路径。

社会经济由高速增长阶段转向高质量发展阶段，我国社会主要矛盾已经转化为人民日益增长的美好生活需要和不平衡不充分的发展之间的矛盾。人民群众对物质文化生活的高品质要求，决定了城市新区建设只有解决好原有基层卫生相对薄弱问题，才能不影响区域资源吸引聚集和经济持续发展。通过强化各级医疗机构间互动协作，优化医疗资源配置，补强区医院服务短板，发展社区医疗机构特色医疗，做实家庭医生签约，构建连续性服务协作体系，更好助力城市新区落实分级诊疗。

（二）问题与建议

通过"托管式帮扶"促进基层服务体系扩容提质任务落实，构建具有连续性医疗服务特征的区域分级诊疗，亟须强基层方向上的医保、价格政策"联动"。但在医保市级统筹大背景下，面临着医保"条管"与地方"块管"诸多限制。如，参照历史基数对市、区、社区（乡镇）三级医疗机构分别设置管理较"死"的医保总额预算，不能及时跟随机构服务定位优化进行适时调整；服务项目认定、价格审批流程相对烦琐，一定程度上制约了日间手术、远程医疗等先进诊疗模式对分级诊疗的推动促进作用。

协同推进医保支付方式改革，既要防止医保基金"安全风险"，又要关注优化基金使用结构、提高使用效率，才能更好发挥医保基金"强基层"的配合作用。一是要建立健全医保基金分配额度合理调剂机制，在医保基金总量相对固定前提下，及时根据参保患者分级诊疗流向变化，在年度清算时合理调剂调整医联体医疗机构间额度分配。二是积极推动基于分级诊疗的医疗机构间收入分成，鼓励综合医疗机构和专家组面向基层畅通日间手术、远程医疗诊疗通道。三是鼓励基层医疗机构针对辖区人口需要提供康复护理服务，在人员资格、康复病种确定等方面给予支持，逐步将符合条件的康复项目纳入医保报销范围。四是支持医联体内医疗机构间转院治疗，对因病情治疗需要从低级别医院转向高级别医院，或病情稳定需要从高级别医院转向低级别医院，视为同一次住院收取一个住院起付标准费用。

（李建涛，武美辰，张含璇　山西医科大学管理学院）

"互联网＋医联体＋医共体"
打造分级诊疗同质化平台

——内蒙古自治区赤峰市分级诊疗制度建设经验

2015 年，赤峰市按照国家和自治区卫生健康委的安排部署，结合本市实际，因地制宜，实施分级诊疗，推进医疗服务精细化，按照先试点、后推广的原则，在巴林左旗、克什克腾旗、翁牛特旗、阿鲁科尔沁旗、红山区开展了分级诊疗试点工作，2016 年在总结试点经验的基础上全市推开。通过加强制度建设完善顶层设计、推进家庭医生团队签约服务工作、调动基层人员积极性、加强基层医疗卫生机构人才培养、加快区域内信息集成平台建设、优化分级诊疗技术方案、深化医保支付方式改革等举措，打造"互联网＋医联体＋医共体"分级诊疗同质化服务模式，促进优质医疗资源有序有效下沉。

一、 改革背景

赤峰市位于内蒙古自治区东南部，蒙冀辽三省区交汇处，交通便利，三小时内可到达北京、沈阳等地，居民域外就医比较方便。赤峰市常住人口为403.6 万人，是内蒙古第一人口大市。

2014 年，赤峰市每千人口医疗卫生机构床位数 5.76 张（内蒙古同期水平 5.15张）；每千人口执业（助理）医师 2.53 人（内蒙古同期水平 2.48 人）；每千人口注册护士 2.22 人（内蒙古同期水平 2.28 人）。赤峰市对基层医疗卫生机构基础设施建设持续加强，2014 年，全市 146 个基层医疗卫生建设项目，已完成投资 3.8 亿元，86 个建设完成。卫生信息化建设全面推开，重点推进"1 + 12 + N"模式的全市一体化卫生信息系统建设。12 个旗（县、区）完成了县乡村一体化信息系统建设，全部接入市级平台。赤峰市医疗卫生服务体系基础设施不断完善的同时，服务功能的完善逐渐成为亟待解决的问题。2014年，赤峰市基层医疗卫生机构总诊疗人次达1 197万人次，占全市医疗卫生机构门诊总诊疗人次的61.4%，该比例低于2011年的69.1%，且呈现逐年下降的趋势，说明越来越多的居民不是在基层首诊，而是绕过基层医疗卫生服务机构，直接到各级各类医院接受门诊服务，这与构建分工合理的医疗卫生服务体系的改革目标是不一致的。

为了建立合理的就医秩序，加快形成基层首诊、分级诊疗、双向转诊的就医新格局，赤峰市2015年启动了分级诊疗试点工作。为促进全市优质资源的纵向流动，综合运用医疗、医保、价格等手段，逐步在全市建立起基层首诊、双向转诊、急慢分治、上下联动的就医制度。各旗县区以提升基层医疗机构服务能力为重点，以常见病、多发病、慢性病分级诊疗为突破口，推进医疗、医保、医药"三医联动"，切实促进基本医疗卫生服务的公平可及。到2016年底，在全市范围内全面推开了分级诊疗工作。赤峰市各旗县区在全市分级诊疗工作的统一安排下，结合本地实际进行了很多有益探索。其中，赤峰市元宝山区的分级诊疗制度改革较有成效，下面以元宝山区为例介绍赤峰市分级诊疗制度安排及主要的经验做法。

二、 主要做法

（一）加强顶层设计，积极推进分级诊疗改革试点工作

1. 加强组织领导。

赤峰市政府将分级诊疗工作作为核心任务纳入深化医药卫生体制改革工作的总体安排，进一步完善分级诊疗工作推进机制。印发了《赤峰市开展分级诊疗工作试点实施方案》，强化部门沟通协调，凝聚工作合力。按照疾病的轻、重、缓、急及治疗难易程度，明确不同级别和服务能力的医疗机构承担不同疾病的治疗工作，建立健全基层首诊、双向转诊机制。

2. 加强制度设计。

从市级层面，印发了《赤峰市全科医师及家庭医生签约服务工作实施方

案》《关于开展紧密型县域医疗卫生共同体建设试点工作的通知》《基层医疗卫生机构有效签约服务考核办法（试行）》等文件，各地还结合实际，出台了符合本地实际的相应文件。例如《元宝山区建设紧密型医共体组建医疗集团实施方案（试行）》《元宝山区医疗共同体建设工作实施方案（试行）》等。为开展分级诊疗试点工作提供了依据。

3. 加强组织实施。

按照"区乡一体、资源共享、协同发展、责任共担、利益共享"原则，推动医疗资源合理配置和有序流动，促进重心下移，资源下沉，激发基层医疗卫生机构活力，调动基层医疗卫生人员积极性，提高基层医疗卫生服务能力和效率，建成服务共同体、责任共同体、利益共同体、管理共同体"四位一体"的医疗集团，使人民群众就近享有公平、可及、均等化的基本医疗和基本公共卫生服务。进一步完善了签约服务工作。一是实行团队签约服务。由乡镇苏木卫生院（社区卫生服务中心）全科医生和乡村医生组建团队。二是开展急慢性病分治。制定了高血压、糖尿病等相关慢性病分级诊疗方案。三是采取"团队＋小组"模式实施慢性病管理。依托"患者自我管理小组"，开展慢性病面对面随访服务。

4. 组建三大医疗集团。

（1）以赤峰宝山医院为牵头单位，联合平庄镇中心卫生院、五家镇中心卫生院、平庄镇山前卫生院、美丽河镇中心卫生院、美丽河镇古山卫生院、小五家乡卫生院、平庄东城社区卫生服务中心、平庄西城社区卫生服务中心8家卫生院（社区卫生服务中心）组成赤峰宝山医院医疗集团。

（2）以赤峰宝山中医医院为牵头单位，联合风水沟镇中心卫生院、元宝山镇中心卫生院、元宝山镇建昌营卫生院、元宝山镇马林卫生院、云杉路社区卫生服务中心、元宝山社区卫生服务中心6家卫生院（社区卫生服务中心）组成赤峰宝山中医医院医疗集团。

以上两个集团成员单位保留现有法人资格，实行唯一法定代表人组织架构，由牵头医院负责人担任。制定集团章程，建立健全内部组织机构、管理制度和议事规则。社区卫生服务站全部纳入相应集团管理。

（3）组建元宝山区妇儿专科医疗集团。区妇幼保健院在法人资格、工作职能不变的前提下，将妇幼保健、计划生育、公共卫生等职能纳入赤峰宝山医院医疗集团和赤峰宝山中医医院医疗集团，参与工作决策和任务实施；将妇产科、儿科等临床职能与赤峰宝山医院妇产科、儿科业务融合，包含危重孕产妇救治中心与危重儿童和新生儿救治中心融合，组建赤峰市元宝山区妇儿专科医疗集团，分别挂赤峰宝山医院妇儿分院和元宝山区妇幼保健院牌子。两家单位以资产、技术等要素合理分摊成本及收益。

5. 成立医疗集团管理委员会。

区级层面成立医疗集团管理委员会，统筹负责三个集团的规划建设、投入保障、制度制定、考核监管等重大事项。制定医疗集团管委会章程，医疗集团管委会由区政府区长任主任，区政府常务副区长、区委组织部部长、分管副区长任副主任，区委组织部、宣传部、编办、区政府办公室、区发改委、财政局、人社局、卫生健康委、医保局、市场监管局领导为成员组成。医疗集团管委会下设办公室，办公室设在区卫生健康委，负责管委会日常工作。明确医疗集团管委会、集团、各集团成员单位之间的权责清单，充分落实集团在人员招聘和用人管理、内设机构和岗位设置、中层干部聘任、内部绩效考核和收入分配、医务人员职称评聘、医疗业务发展等方面的自主权。集团实行党委领导下的院长负责制，集领导班子成员按照干部管理权限由区卫生健康委管理。集团成员单位负责人由集团党委向区卫生健康委党委提名、经审核合格后由集团党委聘任。

6. 建立党的领导体制和机制。

成立医疗集团党委（党组织），明确其把方向、管大局、做决策、促改革、保落实的领导作用，严格落实民主集中制，实行集体领导和个人分工负责相结合制度，按照集体领导、民主集中、个别酝酿、会议决定原则，由党委（党组织）集体讨论，做出决定，并按分工抓好组织实施。

（二）基于"互联网＋医联体＋医共体"信息平台，促进医疗资源横向和纵向整合

1. 广泛开展横向联合，促进资源共享。

2016年，宝山医院与北京中日友好医院相继建立了呼吸、肿瘤中西医结合、疼痛、肛肠、脊柱外科、护理等专科医联体和直肠癌、肺癌专病医联体，成为中日友好医院呼吸医联体赤峰慢性阻塞性肺疾病（简称"慢阻肺"）协作组牵头单位。2017年后，又分别与赤峰学院附属医院、赤峰市医院签订了医联体建设协议，并被纳入国家老年疾病临床医学研究中心·首都医科大学宣武医院"国家心脑血管病联盟成员单位"。通过横向联合，宝山医院链接了丰富的优质医疗资源，为其提高自身服务能力和能级提供了强有力的支撑。

2. 延展纵向联合，组建区域内医疗共同体。

在医联体框架下，宝山医院自主研发了"互联网＋医联体＋医共体"互联互通信息平台，组建了以宝山医院为龙头的元宝山区医疗共同体，2017年10月底实现了与社区卫生服务中心、乡镇卫生院及村卫生室互联互通、双向转诊、远程会诊和医嘱、检查检验报告共享互认，逐步落实双向转诊、分级诊疗模式。随着基层综合服务能力提升，宝山医院向下转诊患者逐年增加、逐步形成了基层首诊、急慢分治、双向转诊的诊疗模式。

（1）以慢性病"防、筛、治、随访"一体化为抓手，加强医共体成员单位医疗服务能力建设。自2018年5月，宝山医院与医共体内成员单位协作，配合公共卫生60岁以上人员体检项目，逐步在元宝山区6乡镇医院、2社区服务中心医共体内实施了"推进医共体建设、落实分级诊疗慢性病集中筛查义诊"工作，开展了慢阻肺、心血管疾病、高血压、糖尿病、肝病、肿瘤、疼痛等慢性病筛查，同时选派专家对村民进行健康科普知识讲座。截至2021年6月30日，完成4家卫生院签约服务管理辖区内25个自然村覆盖近48 000人口的慢性病高危人群筛查，查出慢性病高危人群5 960人，利用信息平台将高危人群信息推送给各乡镇、社区卫生服务中心，协同对慢性病高危人群进行健康干预，纳入建档入组管理范畴，有力推动了基层慢性病的规范管理工作。

（2）强化业务指导，提升基层医疗机构服务能力。2019年3月份赤峰宝山医院为医共体成员单位全部搭建数字X射线摄影（DR）远程视频设施并制作远程医疗背景图版，开展远程培训、远程影像、远程用药指导等医疗业务。同年12月30日成立了元宝山区医学影像中心，中心通过在医共体内推广"基层检查、上级诊断"服务模式，解决基层医疗卫生机构医学影像技术薄弱、人员短缺等问题，并重点在学术创新、人才培养、平台建设等方面推进学科融合，开创优势互补、协作攻关的良好局面。截至 2021 年 6 月 30 日，共远程业务会诊 1 264 人次，大幅提升了元宝山区在该专业领域核心竞争力和影响力。此外，自 2019 年开始，医院消毒供应中心为医疗集团成员单位提供集中消毒各类器械包、处置包等业务，截至 2021 年 6 月 30 日共为医共体内基层医疗机构清洗、消毒各类处置包 64 次（1 539 个处置包），从而为基层医疗服务提供有力安全支撑保障。

（三）以项目为抓手构建医共体内分工协作机制，推进分级诊疗制度有效落地

由国家呼吸临床研究中心·中日友好医院呼吸专科医联体主办的"幸福呼吸"中国慢阻肺分级诊疗推广项目，2017 年 11 月 15 日赤峰市被纳入项目第一批 8 个试点地区，赤峰宝山医院是赤峰市牵头单位。2019 年 5 月开始，赤峰宝山医院作为牵头单位，派出专家组首先对松山区医院、宁城县医院、宝山中医医院参与"幸福呼吸"慢阻肺筛查项目的呼吸科医生进行培训，随后各地区牵头单位派出专家组深入到辖区内乡镇卫生院及一体化管理村卫生室，向广大居民详细介绍"幸福呼吸"项目的目的和意义，讲解了慢阻肺的诊断与治疗，提高居民对慢阻肺疾病的认知水平及重视程度。专家组在现场手把手指导基层医生如何使用肺功能仪对患者进行肺功能检查，指导筛查数据记录、上传工作，针对诊断慢阻肺患者的管理、治疗提出了意见和建议。2020 年"幸福呼吸"中国慢阻肺分级诊疗推广项目组在试点地区开展了慢阻肺诊疗知识技能大赛活动。宝山医院呼吸与重症医学科马俊艳医生和元宝山区五家镇中心卫生院包慧杰等医生组成赤峰代表队参加了比赛，荣获了全国慢阻肺诊疗知识技能大赛的"一等奖"。通过项目开展，上下级医院逐渐探索出适宜的分工协作工作机制，为推进分级诊疗制度落地提供了参考的模板。

（四）通过对口支援，为百姓提供同质化服务

1. 通过服务支援，提高基层医疗卫生机构服务水平。

根据受援单位当地的卫生发展水平及卫生院的医疗服务需求，制订了切实可行的实施计划。选派一批技术骨干定期到受援单位出诊，为受援单位的专业技术人员举办讲座，帮助卫生院做好基本公共卫生服务、中医康复等各项工作，帮助卫生院开展常见病、多发病、部分危急重症的诊治，培训卫生院人员掌握合理用药、急诊急救、规范护理等知识。充分利用巡回医疗车，全面开展巡回医疗服务。根据卫生院实际情况支援相应设备。切实保障提高受援卫生院提升常见病、多发病、部分危急重症的诊疗能力。

2. 通过人才培养，带动基层医疗卫生机构自我发展能力提升。

通过"派下去，送上来"的方式，采取教学查房、手术带教、学术讲座、进修学习等多种形式，培养合格的专业人才。宝山医院选派 6 名医生，每期 3 名医生到受援卫生院工作，每期工作时间 6 个月。下派人员定期对卫生院人员和卫生室人员进行管理和业务培训，全年不少于 10 次。免费接收卫生院人员进修学习，进修时间不少于半年。通过教学查房、手术示范、病例讨论、专题讲座等，帮助受援单位建设 1~2 个特色专科，培训一批骨干人才，真正起到传、帮、带作用。

3. 通过管理支援，提高基层医疗卫生机构管理能级。

帮助卫生院建立健全各项管理和诊疗制度，完善各项诊疗常规，全面提高各项诊疗质量和卫生院管理水平。受援单位落实专人负责对口支援工作，制订工作计划（意向）。结合本院实际，提出具体工作任务和需求计划。统一安排派驻医师的业务工作，支持派驻医师开展手术示教、临床教学查房、学术讲座和各种业务培训。受援单位虚心接受派驻医师对本院提出的医德医风建设、技术操作规范、管理制度等方面的合理化建议。加强对派驻医师的管理，对派驻期间违纪人员要及时通报给支援医院。支援工作结束时，受援单位要对派驻人员的工作情况进行考核，考核结果反馈给支援医院。

三、主要成效

（一）合理就医秩序逐步形成

赤峰市通过对建立和完善分级诊疗制度的探索，不断提升基层医疗卫生机构的服务能力，调动基层医疗卫生机构的工作积极性，为百姓提供方便、优质的基本医疗卫生服务，有效改善了患者的就医流向，社区首诊、分级诊疗、双向转诊的合理就医秩序正在形成。以宝山医院为例，近三年成员单位共向宝山医院转诊门诊患者 1 669 人，转诊住院患者 566 人，宝山医院向下转诊患者 135 人。从赤峰市整体看，2020 年基层医疗卫生机构门（急）诊人次占比为 57.6%，比 2019 年提升 0.4 个百分点；县域外转率为 2.5%，比 2019 年下降 0.8 个百分点。

（二）家庭医生签约率保持较高水平

截至 2021 年 7 月，赤峰市常住人口签约人数 2 373 026 人，签约率为 58.88%，65 岁及以上常住人口签约数 385 049 人，签约率为 80.13%，在管高血压患者签约人数 353 517 人，签约率为 84.46%，在管糖尿病患者签约人数 66 047 人，签约率为 85.34%。

（三）慢性病管理逐渐规范化

截至 2021 年 6 月，宝山医院完成 4 家卫生院签约服务管理辖区内 25 个自然村覆盖近 48 000 人口的慢性病高危人群筛查，查出慢性病高危人群 5 960 人，肺功能检查 13 028 人次，完整病例数量 582 人次，慢阻肺规范化管理 1 567 人次，质控数 15 071 人次。利用信息平台将高危人群信息推送给各乡镇、社区卫生服务中心，协同对慢性病高危人群进行健康干预，纳入建档入组管理范畴，有力推动了基层慢性病的规范管理工作。

四、 启示与建议

（一）亮点与启示

1. 强化功能。

即强化医疗共同体内各级医疗卫生机构职责及功能定位，重点强化基层医疗卫生机构的健康"守门人"能力，推进慢性病预防、筛查、治疗、管理相结合，促进医疗共同体建设与预防、保健相衔接，全面实施分级诊疗。

2. 统筹协调。

即加强区级医院、基层医疗卫生机构的协调发展，统筹兼顾各级医疗机构和医务人员实际利益，激发各方支持广泛参与的积极性。

3. 循序渐进。

即以管理为纽带，以合作为手段，以提升为目标，以"互联网＋医联体＋医共体"互联互通平台为抓手，以技术、人员、流程、业务整合为切入点，抓好试点，平稳启动，逐步推开，最终建立完善的运行模式。

（二）问题与建议

1. 加快实施分级诊疗信息化系统建设。

分级诊疗系统是促进分级诊疗制度落地的最有效途径。搭建分级诊疗系统，开通信息化路径，加强各单位互联互通、业务协同、上下联动，真正方便群众看病就医。

2. 进一步发挥医保经济杠杆作用。

完善不同级别医疗机构的医保差异化支付政策，探索实施医共体内统一医保结算制度，为患者有序就医和上下转诊提供便捷通道。

3. 完善医疗卫生机构人员保障和激励机制。

按照"两个允许"的要求，完善绩效工资政策，健全与岗位职责、工作业绩、实际贡献紧密联系的分配激励机制。逐步建立和完善医疗机构间的分工协作机制，真正实现分级诊疗，方便群众就近就医。

（范艳存，张楠　内蒙古医科大学管理学院）

以多层级医疗联合体为载体提升基层能力

——吉林省通化市分级诊疗制度建设经验

2016 年，通化市立足本市经济社会和医药卫生事业发展实际，围绕促进基本医疗卫生服务的公平性和可及性，按照以人为本、群众自愿、统筹城乡、创新机制的原则，基本形成了以通化市人民医院、通化市中心医院为龙头，县级综合医院为转动轴，连接基层、二级、三级医院的覆盖全市的多层级松散型医疗联合体，形成区域内以医联体为载体的"基层首诊、双向转诊、急慢分治、上下联动"的分级诊疗模式。

一、改革背景

通化市位于吉林省东南部、长白山腹地，总面积 1.56 万平方千米。下辖东昌区、二道江区两个区，及通化县、柳河县、辉南县三个县，代管集安市和梅河口市两个县级市；第七次全国人口普查数据显示，截至 2020 年 11 月 1 日，通化市常住人口数为 130.23 万。通化市有"中国医药城"之称，是我国拥有国家级医药技术中心最多的地区。当前，通化市共有医疗卫生机构 1 327 家，其中：公立医院 22 家（三级医院 2 家，二级医院 20 家）、民营医院 23 家、专科疾病防治院 6 家、社区卫生服务中心 11 家、乡镇卫生院 70 家、标准化村卫生室 644 家、村卫生所 105 家、诊所 422 家、其他卫生机构 24 家。

作为首批分级诊疗改革试点城市之一，通化市的实际情况与各地有所不同，具体表现为：一是通化市地广人稀，二、三级医疗机构及医疗资源可以满足当地群众看病需求，但正因此，群众就医首选去大医院就诊，这就导致了通化市大量的基层医疗机构出现"无人就医、无人可医"的局面，基层医疗机构经营运行效率低下。二是三级医院门诊患者中常见病、慢性病的比例高，一定程度上造成了三级医院医疗资源的浪费。三是由于通化市人口少，医疗资源供大于需，各级医疗机构间竞争激烈，大医院"虹吸"效应更加剧了基层医疗机构"招人难、经营难、发展难"的问题。

在此背景下，通化市分级诊疗制度建设的关键点在于"保基本，强基层"。通化市自2016年开始以提高基层医疗服务能力为重点，以常见病、多发病和慢性病的分级诊疗为突破口，以多层级医疗联合体为载体，以调整医保支付方式为杠杆，通过引导群众到基层首诊、畅通双向转诊渠道、完善上下联动机制、构建急慢分治格局等措施，在市域全面推进分级诊疗制度建设。

二、 主要做法

（一）科学组建医联体，推动双向转诊、上下联动

明确各级医疗机构功能定位，科学组建医联体。通化市在各级各类医疗机构间建立目标明确、权责清晰的分工协作机制，旨在实现"小病不出乡，大病不出县"的就医格局，促进"双向转诊、上下联动"的分级诊疗模式的形成。

1. 减量提质，促进公立医院高质量转型发展。

三级医院主要提供急危重症和疑难复杂疾病的诊疗服务，逐步减少常见病、多发病复诊和诊断明确、病情稳定的慢性病等普通门诊。二级医院主要提供县域内常见病、多发病的诊疗，以及急危重症患者抢救、疑难复杂疾病的向上转诊服务和接收三级医院向下转诊的急性病恢复期患者、术后恢复期患者及危重症稳定期患者。

2. 市域统筹，科学组建多层级、全覆盖型医联体。

构建通化市人民医院与通化市东昌区人民医院联合、通化市中心医院与通化市二道江区人民医院联合的市级医联体2个；各区县二级医院与本区县社区卫生服务中心、乡镇卫生院联合的县级医联体8个；各区县乡镇卫生院与本区县村卫生所、村卫生室、诊所联合的乡镇级医联体70个。到目前，通化市医

联体形成了覆盖全市、分工明确、相互依存、互惠互利的模式（图1）。

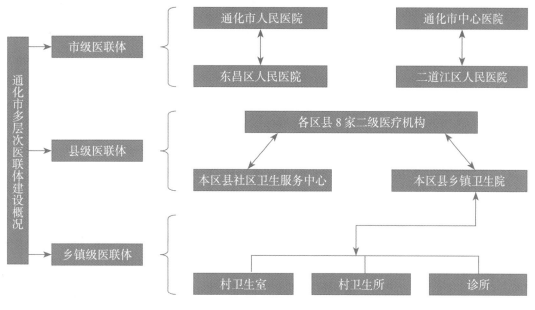

图1　通化市多层级医联体建设概况

3. 资源整合，推动人才下沉与基层能力提升并举。

政府主导的多层级医疗联合体，将健康扶贫、对口支援、远程会诊、"三下乡"活动、县级医院骨干医师培训和提升县级医院服务能力等内容及资源进行全面整合，形成提升基层医疗机构综合服务能力的合力，确保医疗卫生工作重心下沉、优质医疗资源下沉、高层次人才下沉。围绕县级医院近三年县域转诊率前5位的病种，上级医院确定重点建设的临床或辅助科室以及派出的专家范围，每周六、日至少要派出2~3名专家，对医联体内的所有下级医院提供出门诊、做手术、查病房、带教学、帮管理等医疗服务。开展人员培训：上级医院按照医联体内对应地区的要求并依托通化市中心医院，对医联体内相关地区进行不定期的新技术、新项目培训，同时免费接收医联体内下级医院骨干医师的培训学习，为其配备带教老师，对其进行专科方向的规范化培训。2016年以来，通化市二级及以上医疗机构向基层医疗卫生机构派出专业技术、管理人员累计达到2 285人次（图2）。

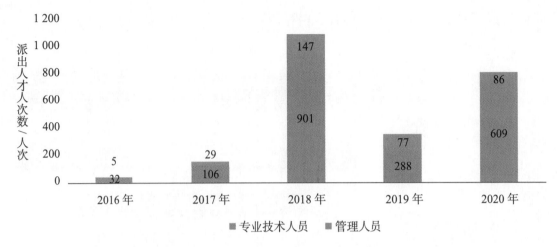

图2　二级及以上医疗机构向基层医疗卫生机构派出人才的人次数

4. 双向转诊，构建有序就医新格局。

通化市卫生健康委印发《通化市分级诊疗双向转诊管理指南（试行）》，按照"分级就医、就近转诊"的原则，明确划分上转、下转适应证，通过让医疗机构和患者签订转诊协议、签署转诊同意书、填写双向转诊单、填写双向转诊登记表等程序，对双向转诊模式进行全程管理，在医联体内全面开展双向转诊工作，逐步形成双向转诊、有序就医的格局。截至目前累计完成双向转诊38 826人次（图3）。

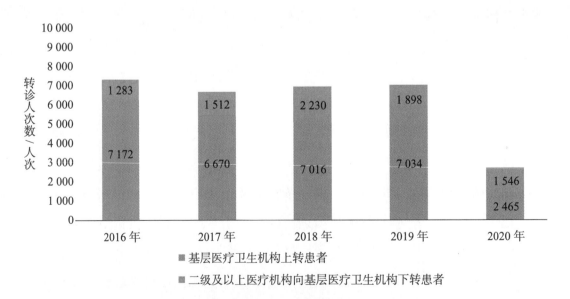

图3　2016—2020年医疗机构双向转诊情况

（二）提升基层服务能力，助力基层首诊

1. 增强投入，提升基层医疗卫生服务能力。

为提高基层医疗卫生服务能力，通化市政府共投资 1 874.4 万元用于提升基层医疗机构的诊疗环境和软硬件设施与设备的配备。①全市的 70 家乡镇卫生院，均设置有内科或全科医疗科，并有与之诊疗能力相适用的医疗设备和相匹配的医技科室，基层医疗卫生机构建设达标率 100%；②全市 644 个村卫生室全部建成标准化村卫生室；③全市共建成中医药综合服务区（中医馆）81 家，实现基层医疗机构的全覆盖，到 2020 年，提供中医药服务的社区卫生服务中心、乡镇卫生院、村卫生室占同类机构的比例分别达到 100%、100% 和 82.76%，基层医疗卫生机构中医诊疗量占同类机构诊疗总量的比例均 ≥ 30%。

2. 从实际出发，合理配备基层医疗卫生机构药品。

执行基层医疗卫生机构诊疗病种参考目录，合理确定基层医疗卫生机构配备使用药品品种和数量。其中：乡镇卫生院诊治急性阑尾炎等 43 种疾病；村卫生室诊治沙眼等 30 种疾病。根据医疗机构实际诊疗能力和前三年发生的诊疗病种情况，在参考目录基础上针对诊治疾病种类进行增减，确定辖区诊疗病种目录。在目录之外的病种应当及时向上级医院转诊。同时，按照诊疗病种参考目录，加强二级及以上医院与基层医疗卫生机构的用药衔接，满足患者用药需求，特别是保证慢性病管理患者所需的药品。

3. 培养引进，加强基层医疗卫生人才队伍建设。

加大基层全科医生培养力度，通过基层在岗医师转岗培训、全科医生定向培养、提升基层在岗医师学历层次等方式，多渠道培养全科医生，逐步向全科医生规范化培养过渡。积极引导农村定向毕业生参加乡村全科执业助理医师资格考试。认真落实县乡村卫生人员能力提升培训工作，对全市基层卫生人员组织开展线下和线上培训，重点提高基层卫生人员常见病、多发病的诊疗能力以及临床操作能力。简政放权，将基层医疗卫生机构编制使用和人员招聘权限下放至县级，实行从业人员"县聘乡用，乡聘村用"管理办法。基层医疗卫生机构人员招聘不受预留比例和编制结构比例限制，实行"即缺即补"编制使用管

理办法，放宽和简化专业技术人员招聘条件和程序，有效破解基层医疗卫生人才招不来、留不住的问题。

4. 远程会诊，通过"基层检查上级诊断"模式提高基层服务能力。

通过多层级医联体模式，利用互联网建立医联体内上级医院向基层医疗卫生机构提供影像诊断、心电图诊断和远程会诊、培训等帮扶措施的模式，推广医联体内"基层检查、上级诊断"模式。截至目前，通化市所有二级医院均实现了远程会诊，有力推动了患者有序流动的分级诊疗新格局的形成。2016—2020 年居民两周患病首选基层医疗机构的比例稳定在 50% 左右（图 4）。

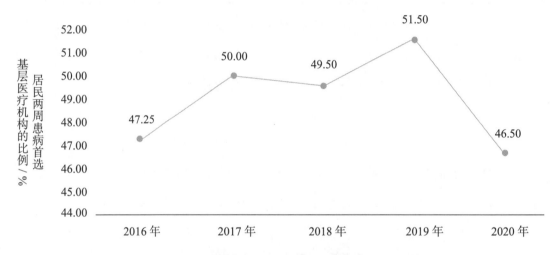

图 4　居民两周患病首选基层医疗机构的比例

（三）推进家庭医生签约服务，加强慢性病管理

组建签约医生服务团队。签约医生团队由二级及以上医院医师与基层医疗卫生机构医务人员共同组成，以公共卫生服务项目为载体，每年至少为签约居民或家庭提供 4 次面对面随访服务，内容包括健康咨询和指导、基本医疗、公共卫生和慢性病管理服务等。学习和借鉴其他地区在家庭医生签约服务中优良的工作经验和做法，采取"以市为单位统一制定基本服务包，以县区为单位统一制定个性化服务包，居民个人签约服务一律免费"的家庭医生签约服务模式，按照"应签尽签"的原则推进家庭医生签约服务。2016—2020 年，全市共组建签约医生服务团队 527 个，普通人群签约覆盖率由 3.57% 上升至 41.11%，

重点人群签约覆盖率由 32.33% 上升至 78.32%；建档立卡贫困人口应签尽签 16 381 人，签约服务覆盖率达 100%；高血压、糖尿病患者规范化诊疗和管理率由 65.96% 上升至 73.83%。各县（市、区）结合"世界家庭医生日"，多次开展现场咨询宣传、家庭医生现场义诊等活动，同时通过出动宣传车、发放宣传单、悬挂宣传条幅、放置宣传展板等措施，增进了城乡居民对家庭医生签约服务的了解，提高了主动参与性，同步提高了城乡居民对家庭医生的依从性和信任度。

（四）开展县域紧密型医共体试点，助推分级诊疗新发展

1. 依需而建，科学组建县域医共体。

当前，县、乡两级医疗机构存在收治的患者在部分病种上严重重叠的现象，同时大医院的"虹吸"效应更加剧了基层医疗机构"招人难、经营难、发展难"的问题，松散型县级医联体很难解决这一难题。因此，根据县域内医疗资源结构与布局、群众看病就医需求，遴选通化县作为通化市紧密型医共体建设试点县，研究制定了《通化县推进县域紧密型医共体试点工作的实施方案》。目前，县域内组建了 2 个县域医共体：通化县人民医院医共体，以通化县人民医院为牵头医院，10 所乡镇卫生院及其村卫生室为成员单位；通化县中医院医共体，以通化县中医院为牵头医院，10 所乡镇卫生院及其村卫生室为成员单位。

2. 创新试点，探索县域医共体运行新体制机制。

（1）县级牵头医院托管乡镇卫生院试点。将乡镇卫生院的人、财、物整体移交给医共体牵头医院托管，乡镇卫生院作为县级医院的分院（或院区）对待，构建县乡医疗机构利益共同体；乡镇卫生院负责人由县级牵头医院负责推荐，通化县卫生健康局最终进行考核任命；乡镇卫生院的独立法人身份、一类公益事业单位性质、财政补助政策等暂且不变。

（2）"同病种同定额支付"（简称"同病同价"）试点。联合医保部门，发挥医保对医疗服务供需双方的引导作用，医保基金对医共体实行按人头总额预算包干的支付方式，超支原则不补、结余全部留用。通过大幅提高患者在基层就诊的报销待遇，推进县、乡两级医疗机构"同病种同定额支付"试点，倒逼

县级医院放弃"虹吸"目的，助推分级诊疗工作。

（3）机构内绩效分配新机制试点。改革县域医共体内各医疗机构的绩效分配旧机制，将绩效奖励与科室和个人的业务收入完全脱钩，建立绩效分配新机制，将辖区服务人口健康指标、分级诊疗指标、医疗服务数量、质量、技术难度、医疗能力提升、医疗费用控制、成本消耗下降、临床路径执行情况等作为医疗机构内部绩效考核的重点指标，逐步形成分级诊疗的内在动力。

三、 问题及建议

（一）存在问题

分级诊疗制度建设关键在基层，基层医疗机构的服务能力直接影响当地群众对基层医疗机构的信任度，下转患者延伸处方能否得到很好贯彻都将是分级诊疗制度建设要突破的难点。

1. 基层医疗机构医技人员短缺，医疗技术和能力处于相对较低水平，基层首诊较难实现。

2. 基层信息化管理机制滞后。

基层医疗机构信息化建设滞后，信息管理系统简单，无法实现医疗机构间信息的共享与连接，无法实现真正意义上的资源共享，因此基层首诊、双向转诊的落实存在较大的阻碍。

3. 基层医疗机构投入严重不足。

虽然政府投入较多资金用于改善基层医疗机构的现状，但是投入力度仍不足，部分机构仍存在设备陈旧、落后，检测手段有限等问题，严重影响了患者基层首诊的意愿和满意度，也无法提高基层首诊的符合率。

4. 基本医疗保险政策的引导作用有限。

定点范围、居民医保门诊统筹支付问题，医保基金对基层医疗卫生机构和二、三级医院的支付比例问题，全科医生签约服务费问题等都有待医保部门进一步解决。同时对全科医生缺乏成熟的激励机制，家庭医生开展签约服务，没有相应的绩效奖励经费保障。

（二）工作建议

1. 要充实基层医疗技术力量。

分级诊疗成败的关键在于基层医疗技术力量的强弱，提高基层医疗服务能力是分级诊疗的核心内容。以往，分配到基层医疗机构的人员存在起点低、流动性快、进修培养机会少的问题，严重影响了基层医疗机构的服务水平，因此要加大基层机构就业学生的分配，先满足数量需求，同时强化基层医疗机构人员规范化培训，保证胜任基层首诊工作。

2. 要加大基层医疗机构投入力度。

合理的财政补偿机制可以避免各级医院的趋利行为。通过财政投入，完善基层医疗机构的信息系统建设，依托信息平台为行政监管、双向转诊、分级诊疗提供信息技术支撑服务。同时，要不断完善基层医疗机构基础设施建设和基本医疗设备配备，提高患者的就诊意愿。最后，加大乡镇医务人员的津贴补助，提高基层医疗机构人员待遇，稳定基层服务队伍。

3. 要完善医保患者的报销机制。

要用经济的杠杆落实分级诊疗制度，缓解大医院"看病难、乱看病"，基层医院"没患者"的现状。要按制定的各级医院诊疗的病种和双向转诊标准对医院的诊疗行为进行监管，除急诊患者外，合理分流就诊患者。同时，在保证医保基金安全的前提下，调整提高基层医院诊疗报销比例，使更多的居民诊疗在基层。

4. 建立家庭医生绩效考核和激励分配机制。

将家庭医生签约服务收入中的非基本公共卫生服务部分纳入基层医疗机构医疗收入管理。签约服务收入主要用于家庭医生签约服务奖励。

（于洗河　吉林大学公共卫生学院）

夯实基层网底提升区域医疗服务能级完善分级诊疗制度建设

——上海市分级诊疗制度建设经验

分级诊疗制度是五项基本医疗制度之首，是整个医疗服务体系、服务模式和就医秩序的一项基础性、长远性、系统性的制度。建立分级诊疗制度是深化医药卫生体制改革的重要内容，是实现人人享有基本医疗服务目标的制度保证。

上海市作为一个特大型城市，目前已进入深度老龄化阶段。截至 2020 年末，上海市户籍人口中 60 岁及以上老年人口 533.49 万人，占户籍人口的 36.1%。通过积累的全量人群就医数据分析，明确 60 岁以上老年人中 80% 的居民习惯在固定的 1 家医院就医，且大量户籍老年人的就医是因为慢性病需要在医院定期配药。上海市瞄准国际医疗服务的普适规则和模式，遵照国家关于分级诊疗工作的总体部署，同时充分结合上海人口老龄化日益严重的大背景以及居民就医结构、就医习惯的客观情况，做出科学合理的制度安排，推进分级诊疗工作。

一、 主要做法

"十三五"以来，在国家卫生健康委的指导下，上海市紧密结合本市实际，积极构建以家庭医生签约服务为基本途径、资源共享与政策配套的分级诊疗制度，优化医疗资源城乡均衡布局，加快构建医联体并实施配套政策举措，推动上海市分级诊疗制度建设，优质医疗资源和居民就医下沉效果明显。上海市人民政府办公厅印发的《关于上海市推进分级诊疗制度建设的实施意见》是推进分级诊疗制度建设的纲领性文件。

（一）积极构建高效、便捷、有序的三级医疗服务体系

坚持"顶天、立地、强腰"的建设思路，建立更为高效合理的市、区、社区三级医疗服务体系。

1. 市级医院层面。

实施"腾飞计划"，组织158个上海市临床重点专科建设。重点打造一批国内领先、国际知名、特色鲜明的医疗中心，提高危重疑难病症诊疗水平，如复旦大学附属中山医院内镜中心、复旦大学附属华山医院神经外科、上海交通大学医学院附属瑞金医院血液科、上海交通大学医学院附属仁济医院小儿肝移植、复旦大学附属儿科医院危重新生儿救治、上海交通大学医学院附属上海儿童医学中心小儿先天性心脏病诊治等。积极推进委市共建的儿科、肿瘤、口腔、神经、心脏等专业国家医学中心和国家区域医疗中心。

2. 区级医院层面。

加大市级医院支持力度，做优做强区域性医疗中心，全面加强传染病救助能力，将其建设成为老百姓家门口的好医院。已完成43家区域性医疗中心认定。鼓励医疗资源丰富、人口导出区域的二级公立医疗机构整体或部分转型为康复医院，已有6家医院转型为康复医院。

3. 社区卫生服务中心层面。

全市社区卫生服务中心网络布局健全，基本实现市民步行1.5千米可到医疗点。目前社区可选择配备的药品品种扩容至1 000余种，可满足居民日常用药需求。居民分别选择1家社区卫生服务中心、1家区级医疗机构和1家市级医疗机构进行签约，形成"1 + 1 + 1"签约组合，签约居民在家庭医生处就诊可享多方面优惠服务。做强社区全科，叠加儿科、康复、心理等专科服务，提高基层综合服务能级。疫情防控期间，225家社区发热哨点诊室全覆盖建设和规范运行，守牢基层健康服务网底。

（二）深入推进医联体建设

1. 实现医联体网格化建设全覆盖。

2010年，上海市在全国率先推进医联体改革工作，启动瑞金-卢湾、新华-

崇明两个区域医联体改革试点。经过多年实践，全市已组建区域医联体55个，已实现医联体网格化建设全覆盖。市级医院积极参与医联体建设，发挥管理输出、技术输出核心职能及对下级医疗机构的辐射和带动作用，推动医联体内常见病诊疗水平同质化。杨浦、虹口、金山、闵行、青浦和崇明6区成为"城市医疗联合体建设试点区"，以三级医院牵头、基层医疗机构为基础，康复、护理等其他医疗机构参加的医联体管理模式进一步完善。

2. 积极推进专科医联体建设。

组建东、南、西、北、中5大儿科医疗联合体，建立健全东、南、西、北四大中医医联体组织架构，建成29个市级中医专科专病联盟，中医药全面融入社区健康服务。在推动远郊医院服务能力建设方面，上海市还积极探索专科医联体与区域医联体有效融合。如中山医院采用联合儿科医院、妇产科医院的模式全面帮扶复旦大学附属金山医院。上海市和长三角各省卫生健康委通力合作，已成立临床营养、血液疾病、胸心外科等9个专业的专科质控联盟，以专科联盟和质控为抓手，推进医疗服务均质化。

3. 探索推动紧密型医联体建设。

2018年，"健康版"新华 - 崇明区域紧密型医疗联合体正式运行，探索推动以医联体为单位的医保支付制度改革，医联体医保预付结余留用比例达到70%，并启动以医联体为单位的耗材集中采购，初步测算5月份以来医联体内耗材减支约2500万元。在以上海交通大学医学院附属新华医院为首的市级医院的帮扶下，崇明区医疗服务能力获得极大提升，居民岛内就医有了更多获得感及满足感。崇明区120转市区医院同比下降15.05%，已基本实现"大病不出岛"。为进一步造福远郊居民，在市政府支持下，正积极推动把新华 - 崇明医联体的医保支付改革推广至金山区医联体，确保力度不减，措施不变。"十四五"期间上海还将以五个新城建设为起点，进一步强化紧密型医联体建设。

（三）协同推进分级诊疗配套改革

1. 加强基层医疗卫生人员队伍建设。

逐步扩大住院医师规范化培训全科医学科招生规模，开展新一轮全科医师转岗培训工作。完善全科医生职称晋升、薪酬、进编落户等使用激励机制，重点扶持郊区全科医生队伍建设。已实现每万名常住人口拥有 4 名全科医生。

2. 完善医防融合慢性病服务模式。

建立融合"市 - 区 - 社区"三级规范诊治服务网络和预防控制网络服务体系。形成脑卒中预防和救治服务体系，全面推进脑卒中高危人群筛查和干预工作。依托互联网、人工智能等新技术实现大肠癌社区筛查"全流程自主参与"，做精做细从社区初筛到医院诊疗服务的全程管理。

3. 强化市级医院对社区支持政策。

全面落实预留"两个 50%"的专科（专家）门诊号源向家庭医生开放的要求。目前，预约优先转诊服务已接入 38 家市级医院，7 700 余名专科医生，每月有充足的门诊号源优先预留给家庭医生。市级医院落实专门部门和责任人与社区对接协调，完善签约患者转诊优先服务相关制度。

4. 建立考核引导机制。

开展公立医院绩效考核，其考核结果与公立医院绩效工资增量调整水平挂钩。将对社区卫生服务中心、家庭医生制度构建的支持力度与制度落实情况纳入公立医院绩效考核。对 39 个病种及手术的费用、效率指标进行公示，引导医疗机构落实功能定位。充分发挥签约服务费对家庭医生签约服务与费用管理的约束激励作用，每年拨付签约服务费超过 5 亿元。

5. 推进医保支付制度等改革。

开展按病种分值付费（DIP）试点，覆盖 2 家市级医院和 11 个区。参与按疾病诊断相关分组（DRGs）付费国家试点，首批选取复旦大学附属中山医院、上海交通大学医学院附属瑞金医院、上海交通大学医学院附属仁济医院、上海市第一人民医院、上海市第六人民医院 5 家市级医院参与改革，形成上海市细化分组，启动模拟付费。对紧密型区域医联体加大预算管理支持和激励力度。分批调整 1 894 项次服务项目价格，理顺医疗服务价格，适当拉开二、三级公立医疗机构间的价格梯度，引导常见病、多发病向社区下沉。

（四）进一步提升医疗服务信息化水平

1. 推动"互联网＋医疗"创新发展。

积极推动"互联网＋医疗"创新，目前已有 64 家医院获得互联网医院（医疗）牌照；同步开展"互联网＋护理"试点；在全市 43 家互联网医院开通线上医保结算，方便常见病、慢性病等互联网复诊使用医保，线上线下医疗服务实行同等支付政策，执行相同医保目录、医保支付类别和支付标准，对于定点医疗机构开展互联网复诊，医保支付标准均按普通门诊诊查类项目支付。

2. 检查检验信息互联互通互认全面实现。

38 家市级医院以及 16 个区完成互联互通互认应用的全覆盖。目前市级医院总体互认率为 91.7%；区属医院为 83.9%。同时，动态新增互认项目，指导相关质控中心制定了《检查检验互认项目 2021 版》，较 2019 年互认项目新增了 70 项，从 44 项增至 114 项。

3. 推进"便捷就医服务"数字化转型。

聚焦"就医难""时间长""缺少人性化"等痛点，以全面数字化转型推动流程再造，精准预约、智能预问诊、互联互通互认、医疗付费"一件事"、电子病历卡与电子出院小结、互联网医院申请与查询核酸检测、智慧急救共 7 个重点应用场景在试点医院顺利推出，争取年内完成全市覆盖。同时，加快"行业＋区域"数字化转型双提升，有序推进数字健康城区和未来医院建设。通过医保 5 期接口改造，实现公立医疗机构付费"一件事"全覆盖。目前，付费"一件事"使用人次呈每月 5% 至 10% 增长，平均减少排队时间 45 分钟以上。

二、 主要成效

（一）患者就诊下沉效果明显

近年来，全市社区门（急）诊总量始终保持全市各级医疗机构门（急）诊总量三分之一以上，其中 2020 年疫情防控期间，全市社区卫生服务中心门诊量更是达到全市门诊量七成。社区卫生服务中心获得上海市居民的高度认可，已连续五年位列上海市窗口行业满意度首位。

（二）家庭医生签约制度建设成效显著

截至目前，全市家庭医生"1 ＋ 1 ＋ 1"累计签约超过 850 万人，常住居民签约率超过 30%，其中重点人群签约超过 440 万，签约率达到 77%；60 岁以上老年人签约超过 420 万，签约率达到 70%；长期护理险统一需求评估达到 2～6 级的失能老人签约率近 92%。签约居民在医疗机构组合内就诊率超过 70%，社区就诊率接近 60%。全市家庭病床数约 8 万张，每年上门服务约 80 万人次，95% 的服务对象为 60 岁以上老年患者。

（三）慢性病管理水平不断提高

2021 年，管理高血压患者 237.37 万人，按计划规范管理率为 86.80%；管理糖尿病及前期患者 80.79 万人，糖尿病患者按计划规范管理率为 86.22%。

三、 问题与建议

（一）现存问题及原因

上海市基层医疗卫生机构诊疗量占总诊疗量比例较低，与 65% 的目标值差距比较大。主要原因：①上海市作为直辖市，交通便利，医疗资源丰富。复旦大学附属中山医院、华山医院等委属委管医院以及上海交通大学医学院附属瑞金医院等实力雄厚的市级医院，其收治的患者很多都是外地来沪的疑难杂症患者（2019 年，上海市公立医院手术患者中非医保患者约占 65%），三级医院在满足外地患者就医需要的同时，客观上又拉低了上海市基层就诊率。②目前实行"医保一卡通"，在当前分级诊疗制度缺乏刚性约束的情况下，居民直接前往三级医院自由就医的习惯还需要很长时间来逐步转变。

（二）建议

"十四五"期间，上海市应积极推动公立医院高质量发展，以医联体建设为抓手，推动优质医疗资源下沉，提升基层服务能力，完善上海市分级诊疗体系建设。具体建议如下。

1. 积极推动公立医院高质量发展。

以建立健全现代医院管理制度为目标，强化体系创新、技术创新、模式创新、管理创新，加快优质医疗资源扩容和区域均衡布局，提升各专业服务水平。探索建立整合型服务模式，就近解决大多数居民的就医需求。

2. 充分发挥区域性医疗中心在分级诊疗中的作用。

做好区域性医疗中心建设单位的指导工作。继续推动市级医院和区级医院的合作，支撑区域性医疗中心建设，推动医疗卫生资源整合和上下联动，促进医联体建设提质增效。

3. 进一步做实家庭医生服务。

用好签约服务费，激励家庭医生主动服务签约居民。做实签约服务，继续加大上级医疗机构门诊、检查、住院等资源向签约居民优先力度。优化诊查费减免等政策，引导就医居民下沉社区。

4. 继续完善分级诊疗配套政策。

继续推动按病种付费等医保支付方式改革，进一步增强医保对公立医院医疗行为的激励和约束作用。

5. 因地制宜设立分级诊疗体系建设考核指标。

对于上海市等优质医疗资源丰富、地域面积不大的直辖市，酌情考虑适当放开对基层医疗卫生机构的统计范围，将市二级医院纳入基层医疗卫生机构统计范围。

（上海市卫生健康委）

做好家庭医生签约
打通医疗服务"最后一公里"

——上海市崇明区分级诊疗制度建设经验

家庭医生是社区卫生服务的主力军，是分级诊疗的基础、网底、核心。作为百姓健康的"守门人"，家庭医生在预防保健、常见病多发病诊疗和转诊、患者康复和慢性病管理、健康管理等一体化服务方面发挥了重要作用。崇明区通过组建区域医联体，创新家庭医生"1 + 1 + 1"组合签约服务，有效推动了分级诊疗落实落地。崇明区家庭医生的启示如下：一是推进管理模式改革，提高签约覆盖率；二是加强专业能力建设，提升家庭医生专业能力，强化服务质量控制；三是深化医保支付方式改革，提升医疗机构的内涵建设；四是完善制度建设，有序推进分级诊疗工作。

一　改革背景

崇明区位于上海市最边远地带，地处长江口，由三个岛屿组成，总面积1 411平方千米，下辖16个镇和2个乡，常住人口63.8万人，65岁及以上人口占29.6%，老龄化严重。由于受到地域特点限制，崇明区2009年才通过隧桥与陆地联通，一定程度上制约了经济发展。长期以来，区域内的卫生健康事业发展也相对缓慢，特别是优质医疗资源可及性方面，居民对卫生健康服务的满意度较低。现有15家区级卫生健康机构，包括4家综合医院、3家专科医院、3家公共卫生专业机构、5家其他卫生健康机构；237家基层医疗机构（18家社区卫生服务中心、3家卫生服务站、216家村卫生室）。2020年底，全区卫生机构拥有卫技人员4 411人，其中医生1 483人，注册护士1 531人；每千人医生数

2.32 名，每千人护士数 2.40 名；核定床位总数 3 446 张，每千人床位数 5.40 张，医疗可及性差。2011 年，在上海交通大学医学院附属新华医院牵头下，以医疗为中心的"新华 - 崇明区域医疗联合体"成立，这是全国最早的医联体之一。近几年来，通过采取"五项建设"实现"五大提升"，落实落地分级诊疗制度，有效解决了崇明居民看病难题，逐步实现医疗服务体系回归根植民生本位。

二、 主要做法

（一）创新体制机制，深入推进医联体试点工作

在市政府、市卫生健康委及市级有关部门的大力支持下，崇明区通过创新体制机制，在健康管理模式、耗材集中采购、医保支付方式改革等方面积极推进医联体试点工作。

1. 探索医保支付方式改革。

研究细化医保总额结余分配方案，推动医疗机构执业行为主动向以健康为中心转变。制定以推进分级诊疗为主的综合清单、以按病种付费为重点的正面清单、以监督违规行为为机制的负面清单 3 个改革清单制度。进一步做实医保结余资金留用机制，充分调动医疗机构和医务人员工作积极性。目前已遴选103 个单病种，实施按疾病诊断相关分组（DRGs）管理，推动医院主动降低药品、检查检验、均次费用，进一步降低个人自负比例。

2. 开展医联体医用耗材统一采购配送。

在区第三人民医院三年试点基础上，探索以医联体为单位的耗材集中采购，采用 SPD（即集中采购供应，分拆组合包装后配送）模式。2020 年 5 月全面启动以医联体为单位的耗材集中采购，实现可收费耗材全市价格最低，不可收费耗材价格比原来均有不同程度降幅，达到："三降低"，即降低医院人力成本、降低采购成本、降低患者负担；"二提高"，即提高医院管理效率、提高群众满意度；"一切断"，即切断医疗行业灰色利益链。

3. 开展医联体药品集中议价采购。

2021 年 1 月启动医联体药品集中议价采购工作。遴选年销售额大于 500 万

元的药品，涉及三大类别9种药品，药价平均降幅31.7%、最高降幅达66.11%，预计每年节约药品采购费用约1 300万元。同时，议价药品实行平进平出，既减少百姓药费支出，又让医院从节约的医保经费中获得发展资金。

4. 推进健康管理模式改革。

实施全生命周期健康管理，选取糖尿病、高血压、胃癌、小儿口腔疾病、青少年脊柱侧弯5种疾病作为突破口，进行现状调研。选取5家社区卫生服务中心建设健康智慧小屋，同时将5种疾病健康管理工作纳入健康智慧小屋建设，使医院-社区卫生服务中心-村卫生室对人群的健康管理信息互联互通。在试点基础上，2021年将实现全区所有社区卫生服务中心全覆盖。

5. 全方位开展健康促进工作。

（1）普及健康理念。深入开展全民健康教育，推进健康支持性环境建设，强化健康宣传阵地建设。

（2）倡导科学生活。倡导文明绿色低碳出行，积极开展控烟宣传教育，促进心理健康行动。

（3）突出提档升级。开展美丽乡村建设，着力提升城乡颜值与品质，扎实推进人居环境整治，逐步提升基层健康服务水平。

（二）探索建立家庭医生制，推动家庭医生签约服务

1. 创新模式，提升家庭医生签约覆盖率。

崇明区创新开展"1＋1＋1"组合签约服务（即居民可自愿选择一名社区卫生服务中心的家庭医生签约，并可再在全市范围内选择一家区级医院、一家市级医院进行签约），逐步完善居民自愿与医疗机构组合签约机制，推动三级医院优质资源、居民就医"双下沉"，逐步扭转了长期以来看病就医往大医院扎堆的不合理就医秩序，让优质医疗资源更多地用于群众的必需、急需。截至2021年6月底，家庭医生签约服务已覆盖崇明区各乡镇18个社区卫生服务中心，家庭医生签约人数28.75万人，签约率45.15%，重点人群签约人数21.58万人，签约率77.77%，社区卫生服务中心和村卫生室门（急）诊量占全区医疗机构门（急）诊总量的72.6%，就医重心进一步下沉，基本实现"小病不出镇"的分级诊疗格局。

2. 聚焦重点，建立三类人群社区首诊制。

在引导一般人群主动获取家庭医生服务的基础上，对三类人群率先探索建立社区首诊制：一类是新农合参保对象，在补偿政策中规定未经社区转诊直接前往二、三级医疗机构的，报销比例予以减半；一类是城镇居民基本医疗保险参保对象中除中小学生和婴幼儿以外的参保对象，规定首诊须定点选择一家社区卫生服务中心；一类是医疗救助对象，会同民政部门，对民政医疗救助对象，规定其必须先与街镇所在社区卫生服务中心家庭医生签约，并严格首诊，方能享受在医保补偿之外的补充医疗救助。每名家庭医生签约人数不超过2 000人，其中重点人群不超过1 000人。

3. 强化保障，组建多学科家庭医生服务团队。

家庭医生团队是以家庭医生为核心，社区卫生服务机构相关医务人员和专业人员组成的服务团体。每个团队至少配备1名家庭医生、1名社区护士、1名公共卫生医师（可兼职）以及康复治疗师。家庭医生可为市民提供门诊、住院、慢性病管理、传染病管理、健康管理、康复、护理、家庭病床、安宁疗护等基本医疗与基本公共卫生服务。在"合理、安全、有效"的前提下，可提供长处方和延伸处方等便捷服务。

（三）加大基层资源投入力度，提升基层医疗服务能力

1. 规范全科医师培训。

2011年启动实施全科医生三年轮训计划，对签约全科医生进行"浸润式"培养，目前已完成360余人次全科医生3个月全脱产培训；每年一轮中医适宜技术培训，每月一次疑难病例大讨论，不断提升基层医务人员诊断水平。2012年启动"名医工作室"项目，每年财政投入200万元，至今累计培养本土学员259名。实施崇明区卫生重点（扶持）专科建设，每三年一轮，每轮投入资金1 000万元，助推青年医生专业成长。

2. 建设"四中心"。

2013年底建成影像、临床检验、心电3个诊断中心。其中，影像和心电诊断中心分别实现了社区拍片和心电图采集的区域协作；临床检验中心，实现了社区标本采样，集中送至上级医院统一完成检验、统一出报告的区域协作。

2019年新建了区域5G超声诊断培训中心。"四中心"运行以来，共提供超过250万人次远程诊疗服务，在提高检验检查质量的同时，实现检验和检查结果区域内互认，降低群众就医负担。

（四）完善绩效考核体系，激发家庭医生工作热情

1. 科学核定家庭医生工作量。

崇明区严格规范家庭医生标化工作量核定与执行，将家庭医生绩效与签约居民数量和服务质量挂钩，引导居民与家庭医生成为健康共同体，以实际效果赢得群众的认可和支持。同时，积极探索社区卫生综合改革向村卫生室延伸，开展基于基本项目标化工作量的运行机制改革试点，促进村卫生室规范化管理。

2. 严格把控家庭医生服务质量。

及时对居民健康进行诊断。医生根据居民的健康状况建立相应的数据库，并及时收集并记录居民的健康检查信息、疾病诊断信息和治疗信息。定期对城镇居民和从业人员进行全面的医学检查。将在合同完成后约一个月对签约家庭发布健康报告。如果发生异常情况，应及时进行跟踪处理。落实签约回访工作。已经签约的医生和其他人员在短时间内通过上门询问、电话、医院采访等方式对居民进行访问，反馈存在的问题。

3. 完善绩效考核机制提升服务效能。

区卫生健康委牵头成立崇明区家庭医生签约服务质控中心，负责对各社区卫生服务机构签约服务实施考核评价，签约服务考核内容包括有效签约、有效服务和有效控费等方面。有效签约，主要考核区域常住人口及重点人群的签约覆盖等；有效服务，主要考核重点签约对象的疾病和健康危害干预效果、分级诊疗等；有效控费，主要考核家庭医生团队签约总人群年度医疗费用等。考核结果与家庭医生签约服务经费拨付挂钩。

三、 主要成效

（一）居民健康水平稳步提升

2020年，崇明全区户籍人口平均期望寿命83.76岁，比2010年80.77岁提

高了2.99岁，婴儿死亡率为1.94‰，比2010年的3.25‰降低了1.31个千分点，孕产妇死亡率为0（2010年为0）。

（二）家庭医生覆盖范围增大

2020年，崇明全区签约居民"1＋1＋1"组合内就诊率为82.04%，社区卫生服务中心、区属医院、市属医院就诊率分别为70.39%、22.76%、6.85%；区内社区卫生服务中心和村卫生室门（急）诊量占全区医疗机构门（急）诊总量的73.75%，分级诊疗模式初见雏形，"小病不出镇（乡）"的目标基本实现。

（三）机制创新为行业发展提供思路

通过以上机制创新，崇明区医改工作得到了国务院医改办的肯定。《国务院深化医药卫生体制改革领导小组简报（第120期）》（2020-08-19）"新华-崇明'紧密型医联体建设进一步做实，实施分级诊疗为主的综合清单等三个清单，探索医联体内耗材统一采购"，向全国进行介绍和推广。

四、 启示与建议

（一）推进管理模式改革

1. 创新开展"1＋1＋1"组合签约服务，逐步完善居民自愿与医疗机构组合签约机制。

2. 强化分级诊疗基础。加强影像、临检、心电、超声等中心建设，开展远程诊疗服务。

（二）加强专业能力建设

1. 实施家庭医生轮训计划，对签约全科医生进行"浸润式"培养；每年一轮中医适宜技术培训，每月一次疑难病例大讨论，不断提升基层医务人员诊断水平。

2. 启动"名医工作室"项目，每年财政投入200万元，至今累计培养本土学员259名。实施崇明区卫生重点（扶持）专科建设，每三年一轮，每轮投入资金1 000万元，助推医生专业成长。

（三）深化医保支付方式改革

以整个区作为综合支付对象来推进支持分级诊疗。主要以按病种付费、按人头付费为重点，既有正面清单也有负面清单，提升医疗机构的内涵建设。

（四）完善分级诊疗制度建设

在落实分级诊疗的过程中，强调以健康为主，而不是仅关注疾病本身。如选取了糖尿病、高血压等五种疾病作为突破口，以专病专科联盟的形式，通过区医院、社区和村卫生室实行全人群、全流程、全生命周期的健康管理，提升居民健康水平。

（张维斌　重庆医科大学附属儿童医院）

以区域城市医联体建设为抓手
逐步推动分级诊疗落地

——上海市闵行区分级诊疗制度建设经验

为深化医药卫生体制改革，构建多层次、多样化、布局合理的医疗服务体系，让人民群众能在家门口获得优质的医疗服务，根据《国务院办公厅关于推进分级诊疗制度建设的指导意见》和上海市卫生健康委相关文件要求，在市卫生健康委、区委区政府的领导下，闵行区卫生健康委依据区域医疗资源分布，制定了以区域性医联体建设为抓手，以满足群众不断增长的医疗服务需求为目标的分级诊疗实施方案。自2014年逐步推进"三甲医院 - 区域医疗中心 - 社区卫生服务中心"为模式的医疗联合体建设，南北片区分别以"中山医院 - 闵行""华山医院 - 五院 - 闵行"医联体建设为抓手，构建由2家医联体牵头医院、2家区域医疗中心和13家社区卫生服务中心组成的"2 + 2 + 13"区域医联体网络架构。逐步实现"区域分开、城乡分开、上下分开、急慢分开"的分级诊疗模式，做实以家庭医生为基础的"1 + 1 + 1"医疗机构组合签约服务的分级诊疗制度。闵行区作为公立医院综合改革成效较为明显的县（市、区）之一，获得"国务院办公厅关于对2016年落实有关重大政策措施真抓实干成效明显地方予以表扬激励的通报"。

一、改革背景

（一）基本情况

闵行区辖区面积372.56平方千米，下辖4个街道、9个镇和1个市级工业区，常住人口253.79万人（其中户籍人口119.30万人）。现有区属医疗机构

25家，其中综合性医疗机构2家、中医医疗机构1家、专科医疗机构4家、辅助医疗机构5家、社区卫生服务机构13家，另设149个卫生服务站（含73个村卫生室）、74个家庭医生工作室，62个邻里中心设有家庭医生工作站（其中24个社区卫生服务站，38个家庭医生工作室）。

（二）实施背景

在2016年分级诊疗工作开展前，一是区域内优质医疗资源相对缺乏，闵行区属公立医疗机构仅有一家三级乙等医院，区内综合性医院医疗技术发展缓慢。很多居民看病习惯性前往市区大型三甲医院，导致居民医疗成本增高，来回奔波耗时较长，市区三甲大医院人满为患，就医体验差。二是区域内医疗机构之间人员交流、资源共享较少，社区卫生服务中心转诊患者缺少平台支撑，患者转诊、专家下沉缺少政策支撑和绩效激励。在此背景下，加快区域医疗中心和基层社区能力建设、建立完善的分级诊疗保障制度迫在眉睫。

（三）改革目标

1. 以强基层为重点完善分级诊疗服务体系。

不断引进上海市知名三甲医院作为区域医联体建设牵头单位，带动区域医疗中心发展，区域医疗中心辐射社区卫生服务中心，建立"三甲医院-区域医疗中心-社区卫生服务中心"模式的医疗联合体建设。争取在5年合作周期内，完成一家区域医疗中心三级医院初评和一家区域医疗中心的三级医院复评审，提升区域医疗中心的医疗服务水平和周边影响力。同时闵行区政府与复旦大学和上海中医药大学2所著名大学签署区校合作共建战略协议，成立"复旦-闵行"和"上海中医大-闵行"医教研健康管委会，为区内医疗机构科研教学、政策制定提供有力支撑。

2. 建立健全分级诊疗保障机制。

大力推进家庭医生为基础的"1+1+1"医疗机构组合签约服务，即"1家社区卫生服务中心、1家区域医疗中心和1家市级三甲医院"进行组合签约服务，医联体内提供"四优"服务，提升签约居民服务感受度。通过公立医疗机构医疗业务全面预算制定，建立完善利益分配机制，引导二级及以上医院向下转诊诊断明确、病情稳定的慢性病患者。

二、 主要做法

（一）组织管理

在区域性医联体建设中，闵行区政府从财政补偿、学科建设、人才引进、人员执业、绩效分配、职称晋升等方面支持医联体建设；区卫生行政部门上牵下联，协调各方，统筹推进医联体的建设。三甲医院及大学从行政管理、医疗业务、科研课题等方面全方位支持区域医疗中心发展，依托知名三甲医院及著名大学品牌效应、管理经验、科教研实力及人才优势，带动区域医疗中心的发展建设。同时签订责、权、利明确的合作协议，建立目标明确、权责清晰、公平有效的分工协作机制，实现医联体内所有医疗机构的共同发展。

（二）关键举措

1. 以牵头三甲医院为依托，增强区域医疗中心专科建设。

为充分发挥医联体内牵头医院临床重点专科优势，调动积极性，推进短缺医疗资源的专科建设，以专科协作为纽带，强弱项、补短板，促进专科整体能力提升。以"中山医院 - 闵行"医联体为例，引进复旦大学附属中山医院专家55 人。2020 年中山医院专家在闵行区中心医院门诊接诊 2 294 人次，开展专家手术 756 例，教学查房 720 次，专家会诊 838 次，培训授课 441 场。开展新技术、新项目 10 项（食管静脉曲张内镜下套扎术、食管静脉曲张内镜下硬化治疗等）；建设专科 5 个（血管外科、全科医学科等）。医联体内三甲医院对口支援建设，不仅明显提升了闵行区中心医院专科诊疗技术，同时也在周边社区中形成了良好的口碑效应。

2. 以疾病诊疗中心建设为契机，加快推进医联体建设。

根据《闵行区区域临床疾病诊治中心设置标准》，推进 6 大疾病诊疗中心工作。成立并有效推进区内胸痛中心、创伤 - 急救 - 危重症医学中心、卒中中心和内镜中心等 5 个临床医疗中心发展，充分发挥其在临床诊治、人才培养、技术辐射和技术转化等方面的示范引领作用，实现区域性医联体内患者就近诊疗。以区域医疗中心上海市第五人民医院的中国胸痛中心为例，2021 年 1—5 月接诊人次数、经皮冠脉介入术（PCI）例数、平均进门 - 球囊扩张（door-to-balloon，

DTB）时间分别为 1 479 人次、44 例、85.40 分钟，2020 年同期分别为 955 人次、52 例、93.28 分钟，同比接诊人次数有所增长，平均 DTB 时间减少至 90 分钟以内。以区域医疗中心闵行区中心医院的卒中中心为例，2021 年 1—5 月收治急性脑血管病患者人数、脑血管造影静脉溶栓及急诊取栓例数分别为 1 054 人次、322 例，2020 年同期分别为 629 人次、106 例。卒中中心诊疗人次同比均呈增长趋势。通过疾病诊疗中心建设，满足了区域内患者就近诊疗的需求。

3. 以家庭医生"全专结合"培养为目标，提升基层服务能力建设。

2019 年 9 月起在医联体内 13 家社区卫生服务中心逐步推进专科专病门诊工作，2020 年 9 月对社区专病专科门诊建设进行验收考核。医联体内建立了由三级医院医生、区域医疗中心专科医师、社区卫生服务中心家庭医生组成"全专结合"的慢性病管理团队。下沉专家带教家庭医生，以培养家庭医生"全专结合"能力为目标，开展"全科医生师带徒"项目，一位专家带教 2 名家庭医生，提升家庭医生的专科诊疗水平。目前开设的"全专结合"门诊包括"颈肩腰腿痛"多学科诊疗门诊、慢性阻塞性肺疾病专病门诊、脑卒中专病门诊、皮肤病专病门诊、慢性肾病专病门诊、消化内镜专病门诊等 12 种专病门诊。2020 年全年标准化脑卒中诊室、慢阻肺诊室、皮肤科诊室及雾化中心服务量分别为 1 519、2 689、21 542、7 002 人次。"全专结合"的慢性病管理团队不仅极大地缓解了群众就医难的问题，也提升了社区卫生服务中心医疗服务水平。

（三）路径内涵

通过"互联网＋医疗健康"、分级诊疗平台等医联体信息化建设及医疗机构数字化转型，逐步实现区内优质资源下沉、医疗服务同质化和社区患者的院前急救、院中治疗、社区康复的服务一体化。

1. 信息化助力"互联网＋医疗"服务落地。

大力支持区域医疗中心互联网医院建设，上海市第五人民医院、闵行区中心医院互联网医院均于 2020 年上半年完成审批和建设。2020 年 4 月 17 日上线至 11 月 23 日，全区互联网医疗累计提供线上医疗咨询 4 350 人次，线上诊疗服务 66 人次，开具处方 52 张。依托"闵行捷医"信息化平台开发"互联网＋护理"应用程序，2020 年 6 月起在全区 13 家社区卫生服务中心全面开展内部试运行，截至 12 月底，累计已提交订单申请 625 条，完成订单服务 495 条。

2. 信息化助力远程医疗发展。

依托区域内信息化建设，建立区域内远程影像会诊中心，借助于 MUSE 系统和影像存储与传输系统（PACS），利用 2 家区域医疗中心医疗技术和资源优势对社区卫生服务中心上传的病历作出精准的诊断，提高社区患者的诊断正确率，实现区内心电图、超声、X 线检查结果的调阅互认。2020 年全年共计 MUSE 会诊 11 859 人次，PACS 会诊 248 862 人次。还实现了远程病理、远程查房、远程监护、远程培训、远程健康监测、远程健康教育等 8 项服务。

3. 信息化助力区域性医联体内血糖同质化管理。

以"华山医院 - 五院 - 闵行"医联体为例，为有效推动闵行南片区血糖监测管理，实现对糖尿病患者的闭环管理与无缝衔接。上海市第五人民医院内分泌科以区域性医联体建设为契机，联合信息技术公司开发了信息化血糖管理系统，通过临床智能血糖仪、无线网络，自动上传糖尿病患者的血糖数值至"信息化血糖管理系统"。不仅实现内分泌科专科医师远程管理全院住院糖尿病患者，医患双方还通过系统"互动交流"对话框进行实时沟通反馈；而且通过信息化技术辐射周边 6 家社区卫生服务中心的糖尿病患者，形成糖尿病住院患者慢性病防治网络。上海市第五人民医院内分泌科因此获得了由国家卫生健康委医政医管局、健康报社颁发的"进一步改善医疗服务"示范科室大奖。

4. 信息化助力双向转诊服务高效流畅。

闵行区推动区域内医联体信息平台建设，建设了区内分级诊疗服务平台，在门诊开展预约转诊。2020 年 1 月至 10 月，全区 13 家社区信息平台向上转诊共 7 914 人次，主要转诊信息平台有市平台、95 169 平台、H5M 医联体平台、医联体转诊平台；非信息平台转诊共 2 912 人次。区内共 10 家社区卫生服务中心开设双向转诊康复病房，累计转诊康复住院患者 170 人次。

（四）配套政策

1. 细化分级诊疗政策，制定区域内双向转诊管理办法。

为推进分级诊疗，构建有序的、连续的健康服务，自建立闵行区双向转诊信息化平台以来，推出"四优"服务，使患者在医联体内合理流动。"四优"

服务具体指的是为上转患者提供优先预约、优先缴费、优先就诊、优先检查等便利。要求医疗机构设立专人负责安排和协调预约双向转诊工作，制定具体的转诊管理办法，确定转诊原则、转诊适应证和转诊流程等，确保双向转诊规范、有效运行。区域医疗中心为基层医疗卫生机构预留号源，经预约转诊的患者予以优先安排就诊，逐步建立基层首诊、转诊的就医模式。

2. 加强三级医院和区校共建合作，提升科研能力水平。

在与三级医院和大学的签约协议中，将学科建设列为重点建设项目。区财政每年予以大学科建设 100 万经费。经过 3 年建设周期，4 个大学科合计年手术量由建设前的 9 502 例，提升至建设后的 14 902 例，增幅为 56.83%，三、四级手术占比由建设前的 42.82%，提升至建设后的 54.03%，增加 11.21 个百分点；建设周期内共获得国家级科研立项 6 项，发表 SCI 论文 99 篇，获得专利授权 24 项。

三、 主要成效

（一）区域医疗服务能力显著提升

通过牵头医院 5 年帮扶建设，2020 年底闵行区中心医院通过三级医院等级评审，医疗技术、科研教学等得到显著发展，区域医疗中心服务能力逐步提升，区域内影响力逐步增强，有效解决居民往返进市区看病难就医问题。

2020 年 1 月至 12 月南北区域医疗中心共聘有 156 名医联体内三甲医院专家到院定期工作，开展专家门诊、专家会诊、带教查房、培训授课等多种形式的合作，有效地促进了优质医疗资源在区域内流动。2021 年闵行区中心医院引入市级专家 96 人，其中引入周良辅、葛均波、顾玉东 3 个院士工作站，周平红"大国工匠"内镜工作站，专家定向帮扶既提升了区医疗机构专科医疗技术能力，也让闵行居民获得了更好的诊疗服务。

（二）双向转诊机制有效落实

区卫生健康委在公立医疗机构医疗业务全面预算中将上转患者门诊、检查和下转康复病房列为专项，予以经费补贴，促进患者在医联体内合理流动。鼓励区域性医疗中心向下转诊康复病房，同时要求上级医院医生每周康复病房查房，确保患者治疗的连贯性。还明确转诊标准和转诊流程，将急性病恢复期患者、术后恢复期患者及危重症稳定期患者及时转诊至下级医疗机构。2020年全年通过医联体病房下转社区 36 人次，与 2019 年同期相比增长 500%；2020 年全年社区卫生服务中心上转预约 CT、MRI、胃肠镜等大型检查 4 170 人次，2021 年 1—6 月社区上转大型设备检查 2 185 人次；2020 年全年社区上转患者预约专家门诊 2 005 人次，2021 年 1—6 月 1 579 人次。

（三）医疗服务效率逐步提高

以日间服务为重点推进分级诊疗急慢分开，稳步开展日间手术，完善工作制度和流程。以北片区域医疗中心闵行区中心医院为例，自 2018 年 6 月起，闵行区中心医院结合三级医院的日间手术目录，修订、完善日间手术管理制度和流程，促进日间手术的规范化运行。区中心医院的日间手术量占全院择期手术比例由 2017 年 6% 增长到 2019 年 20%。通过提高日间手术占择期手术的比例，缩短了患者等待住院和等候手术时间，提升了医疗服务效率，减少患者医疗费用，提高了患者就医获得感。

（四）基层医疗服务可及性增强

不断加强基层社区卫生服务中心慢性病诊疗规范，提升百姓就医获得感。在区域医联体建设和区校共建引领下，创建复旦大学上海医学院社区卫生服务中心 1 家，创建上海中医药大学附属社区卫生服务中心 3 家；获得全国优秀社区卫生服务中心 1 家，全国百强社区卫生服务中心 1 家，上海优秀社区卫生服务中心 2 家，上海市中医药特色优秀示范社区卫生服务中心 1 家。社区卫生服务综合改革试点评价位于全市前列，截至 2020 年底，"1 + 1 + 1"签约人数 82.8 万，签约率 33.95%，同比增加 0.45%；已签约重点人群 38.2 万人，签约率达 91.85%，居民获得感持续增强。

四、 启示与建议

通过近几年分级诊疗体系建设，在牵头三甲医院的专家、行政管理人员的大力帮扶下，在闵行区政府的政策支持与经费保障下，在区卫生健康委统筹协调下，闵行区属公立医疗机构诊疗能力得到极大发展，北片区域医疗中心完成了从二甲医院向三级医教研综合性医院的升级，基层社区卫生服务中心服务水平全面上升。但也发现推进中存在一些难点和需要进一步改进之处。

（一）特点与启示

1. 落实政府主体责任，建立全方位人财物配套制度。

在区域性医疗建设中始终按照"坚持公益、创新机制"的原则，坚持政府办医主体责任不变，创新健全机制，签订医联体共建协议、明晰医联体内各医疗机构功能定位，明确人力资源配置和效益分配机制，制定三级医院和大学委派干部经费拨付标准和操作细则等制度；政府也持续增加医联体建设和区校合作共建投入，主要用于人才队伍建设、学科科研课题研究、"互联网＋医疗健康"医联体信息化建设等支出。每年区大学科建设项目予以300万经费支持。

2. 医联体层级建设，协同推进区域医疗覆盖基层服务。

在"三甲医院-区域医疗中心-社区卫生服务中心"为模式的医疗联合体建设中，在三甲医院帮扶建设区域医疗中心建设的同时，推进区域医疗中心辐射引领区内社区卫生服务中心建设，通过开展社区专病专科门诊建设、"全科医生师带徒"等项目，不断提升基层医疗服务能级。全区13家社区卫生服务中心均开设慢阻肺、脑卒中、儿科等专病专科门诊。

（二）存在问题

1. 双向转诊运行易产生"下转堵塞"。

在实际运行过程中，"向上转畅通、向下转堵塞"成为双向转诊中存在的突出问题。很多患者不愿意在康复期间回到社区卫生服务中心继续治疗，对社区卫生服务中心的诊疗能力存在较大的顾虑。

2. 医疗信息不对称易造成社区"首诊失效"。

虽然医联体签约启动以来，已进行了广泛和多层次的宣传，但由于社区就诊患者多为老年人，获得信息渠道较少，因此广大居民对医联体的知晓率并不高，居民首诊还是偏向大医院。部分专家虽然下沉到了基层社区卫生服务中心，但是业务特长却未能得到有效发挥，少数专业专家还存在门庭冷落的现象。

（三）建议

1. 加强医疗卫生人才队伍建设。

加强医联体内专业人才培养，尤其是全科医生的人才培养，促进医联体内优质人力资源合理流动，有计划地选派医学专家走进社区开展基层社区卫生服务中心的业务培训工作，指导和支持社区对疑难重症的鉴别和处理，提升社区的医疗服务能力，提高家庭医生的诊疗服务水平，增加居民对家庭医生和社区卫生服务中心的认同感，逐步实现社区首诊。

2. 建立完善医联体考核指标体系。

进一步细化和完善医联体考核指标体系。如考核市级医院和区域医疗中心的技术辐射带动情况、医疗资源下沉情况、与基层医疗卫生机构协作情况以及基层诊疗量占比、双向转诊比例、居民健康改善等，并将考核评价结果作为人事任免、评优评先等的重要依据，同时与医务人员的绩效工资、进修、晋升等挂钩。特别是将双向转诊实施情况纳入各级医院及临床各科的考核目标，有效增强各级医院管理层和医生的双向转诊意识和积极性。

（张维斌　重庆医科大学附属儿童医院）

强基固本完善体系
优化政策持续创新

——江苏省扬州市分级诊疗制度建设经验

近年来，扬州市根据国家和省部署，以构建整合型医疗卫生服务体系、打造健康中国扬州样板为目标，通过完善服务体系、提升服务能力、组建多形式医联体、深化家庭医生签约服务、以信息化为抓手不断创新分级诊疗制度模式、改革医保支付方式、加大政府投入等综合举措，全力推进分级诊疗制度建设。近年来，扬州市基层就诊比例稳定在 67%，基层首诊率提升到 67%，县域就诊率一直在 91% 以上，双向转诊机制逐步形成，市级医院内涵建设全面提升，分级诊疗制度建设效果初显。

一、 改革背景

扬州位于江苏省中部、长江与京杭大运河交汇处，面积 6 591.21 平方千米（市区近 900 平方千米），人口 455.98 万（市区约 122 万），辖 3 区、2 市、1 县。截至目前，全市计有医疗机构 2 010 家，其中二级医院 12 家，三级医院 12 家。2009 年新一轮医改以前，扬州市医疗资源状况呈现市级、县级、基层"三不强"态势。

新一轮医改以来，特别是 2016 年以来，扬州市以习近平总书记"8·19"重要讲话精神为指导，落实党中央国务院和省委省政府关于医药卫生体制改革一系列决策部署，打造"健康中国"的扬州样板，特别是突出分级诊疗制度建设的牵引作用，全面推进五大基本医疗卫生制度建设。以建设 18 家农村区域医疗卫生中心为突破口，强市级、强县级、强基层全面推进；以组建两大医疗集团和建设县域紧密型医共体为主要抓手，努力构建整合型医疗服务体系，推动分级诊疗制度建设走深走实；以深化家庭医生签约服务内涵为推力，结合卫生人才强基工程，做实基层首诊服务；以互联网医院建设为平台，充分运用信息化、智能化手段，创新分级诊疗新模式；以落实财政、医保、价格等政策为保障，不断优化分级诊疗制度建设的环境条件。通过几年努力，扬州市分级诊疗制度呈现出整体性、创新性、可持续、多模式的特点，取得初步成效。

二、 主要做法

2016 年以来，扬州市以五大基本医疗制度建设为重点任务，不断深化医药卫生体制改革，围绕"基层强，接得住；体系优，分得开；水平高，守得住；机制活，有动力；模式新，管得好；群众认，有意愿"的分级诊疗制度建设的精髓要义，突出抓好重点措施落实，不断创新建设模式，分级诊疗制度建设取得积极进展。

（一）优化服务体系，提升服务能力

1. 以农村区域医疗卫生中心建设为重点，"强基层"取得突破。在县乡之间，各级政府投资的 18 家农村区域医疗卫生中心于 2017 年底全面建成投用，每家农村区域医疗卫生中心服务覆盖周边 2～3 个乡镇，10 万～20 万人口，一般设置病床 100～150 张，平均建筑面积约 15 216 平方米，并全部创成二级医院。建成"15 分钟健康服务圈"，乡镇卫生院、村卫生室示范化建设比例持续高于省均 5 个百分点以上，已创成全国优质服务示范社区卫生服务中心 1 家、国家群众满意的乡镇卫生院 11 家、省示范乡镇卫生院（社区卫生服务中心）18 个，省级特色科室 30 个、市级特色科室 110 个，累计新开设一级科室 20 个、二级科室 74 个，开展新技术、新业务、新手术近 200 项。

2. 以县级医院异地新建和创建三级医院为抓手，"强县级"取得突破。宝应县人民医院、高邮市人民医院、仪征市人民医院、扬州市江都人民医院等县级医院相继启动新改扩建工程，加快推进县级人民医院异地新建工作，高邮市人民医院、扬州市江都人民医院通过三乙医院省级验收，宝应县人民医院通过

三级医院省级评审，仪征市人民医院启动三级乙等医院创建工作。

3. 以重点学科专科建设为抓手，"强市级"取得突破。加强市级医院省级重点学科和专科建设。共建 157 个市级重点专科（不含中医），32 个省级重点专科（不含中医、妇幼）。

4. 以薄弱专科和接续性服务机构建设为抓手，"强体系"取得突破。加强儿童、传染、康复、护理、医养结合等薄弱和接续性医疗机构或专科建设。投资 23 亿元的市妇女儿童医院已经开工建设；市三级康复医院已经开业，近三年来全市增加康复床位 1 200 多张，所有乡镇卫生院、社区卫生服务中心均能开展康复服务；建成护理院 13 家；与社会办养老机构合作，支持医养结合机构发展，全市共有医养结合床位 1 000 多张。

5. 以实施人才强基工程为抓手，"强人才"取得突破。2016 年在全省率先出台《卫生人才"强基工程"实施意见》，2019 年又率先出台《扬州市卫生人才强基工程推进方案（2019—2023 年）》，同时联合市编办等 6 部门制定出台定向委培乡村医生的意见，面向村、乡两级实施定向培养千名农村卫生、千名大专本科层次医学人才计划，市政府分别给予每人每年 3 000 元、5 000 元定额补助。对研究生参加基层招录的，直接面试考察录用；对本科生参加基层招录的，降低开考比例，按照 1∶1 招录比例开考。积极探索"县管乡用、乡管村用"政策，对因编制有限等原因暂不能入编的急需紧缺专业技术人才，实行备案制管理，落实同工同酬待遇。所有新进基层医疗机构临床一线岗位的人员全部参加规范化培训，市、县（市、区）财政对基层参加"5 + 3""3 + 2"全科医生规范化培训的人员，分别给予每人每年 3 万元、1 万元补助。

（二）创新签约服务，促进基层首诊

扬州市全面推进城乡家庭医生签约服务，不断加快完善服务模式、宣传引导、能力提升、激励机制等方面的配套政策，提高签约服务质量，增强群众的信任感，倒逼基层医疗机构补短板、强弱项，提升服务能力和水平，促进基层首诊。

1. 转变服务模式，推广"首诊＋点单"组合式签约。

2019 年起，扬州市统一推行首诊式签约服务包，为签约居民提供"十项优先优惠政策"，以首诊式签约助推分级诊疗。在此基础上，由居民根据需求，自主点选所需服务，以点单式签约满足个性化需求。"首诊＋点单"组合式签约服务获评"2019年江苏省家庭医生签约服务十大创新举措"。

2. 加强部门协作，强化政策支撑。

一方面加强医保政策支持，首诊式签约服务包定价为每人每年100元，其中医保基金支付20元，基本公共卫生服务项目资金支付60元，签约居民每人每年仅需自付20元，即可享受"一升两降"（普通门诊统筹报销医疗费用年度限额提高100元，普通门诊统筹起付标准降低50元，门诊特殊病种起付标准降低100元）政策。对经基层首诊、逐级转诊的参保居民实行住院起付标准累计计算，下转则不再计算起付标准，报销比例比未转诊提高15个百分点。

3. 锁定重点人群，力求服务实效。

一方面注重医防融合，将家庭医生团队作为基本公共卫生服务项目的实施主体，结合医防融合试点项目，推动基本公共卫生服务签约向综合健康管理和个性化签约转化。借助国家级糖尿病并发症筛查工作站建设，筛选出依从性差的患者，引导其签约糖尿病并发症筛查包。另一方面打造亲情服务，主动对接市扶贫办等部门，打造亲情服务品牌，出台残疾人、离休干部等签约服务指导性文件。优先确保建档立卡低收入人群签约全覆盖，并提供"六个一"标准化服务，制定"一户一策"帮扶措施并定期考核评价，全市统一设立每人每年800元的离休干部服务包。

4. 畅通上下渠道，打通签约服务"最后一公里"。

一方面强化信息化支撑。市区基层机构共用统一的医院信息系统（hospital information system，HIS）、公共卫生系统和家庭医生签约服务系统，全面推行电子化签约。仪征市依托区域人口健康信息平台，建成家庭医生签约平台，实现居民自主点单式签约、收费、服务无缝衔接。另一方面落实网格化管理。2018年起，全市推行"人在格中、事在网中"管理模式，划定签约服务专属网格，有效前移签约服务阵地。截至目前，全市已建成城乡社区家庭医生工作室105个。

（三）推进医联体建设，助推形成分级诊疗格局

2015年起，扬州市委市政府规划以医疗集团和农村区域医疗中心为突破口，坚持政府主导，加大财政保障力度，在全市范围内按"市域、市区、县域"3 个层面组建了 17 个纵向医疗联合体，组织 115 家一级以上医院参与医联体建设，实现了纵向医联体全覆盖。

1. 组建市级医院为龙头的医疗集团。

2015 年 4 月，苏北人民医院、扬州市第一人民医院两大医疗集团成立，首批成员单位包括 4 家县级医院和 18 家农村区域医疗卫生中心，后续又增加了一批城区社区卫生服务中心（乡镇卫生院）和医养结合民营医院，形成了"1 + 2 + N"的市级医院医疗集团模式。2018 年开始，积极尝试紧密托管试点、成立名医工作室、共建联合病房、组建专科联盟、构建医联体业务联动的互联网医院等多种紧密型模式医联体。医疗集团始终坚持以问题和需求为导向，以服务能力、人才培养、专科建设、医院管理等为主要扶持方向，给予基层医院医疗、护理、管理一体化帮扶，有效推动优质卫生资源下沉，工作重心下移，切实提升了基层医疗服务能力，有效解决医联体"联而不通、动而乏力"的问题，确保诊疗连续性。

2. 多种形式医联体建设稳步推进。

在分级诊疗工作推进过程中，扬州市因地制宜，主要采取推进县域内医共体建设、全面托管试点、设立联合病房、组建专科联盟、设立名医工作室、设立市级孵化中心等方式。市卫生健康委等 6 部门共同印发了指导意见，打破医院间行政组织架构，以县级医院为核心，对基层医疗机构实行人财物及医保资金进行统一调配和管理。全市建立医共体 6 个。仪征市政府按照每紧密联系一个成员补助 30 万元标准给予龙头医院专项补助，推行总额控制下的多元复合式医保支付方式，考核结算后结余部分由医共体内留用。通过医共体龙头医院帮扶，部分乡镇卫生院已能开展部分三、四级手术，医疗服务能力大幅提升。截至目前，2021 年 8 月建成省级名医工作室 96 个，市级名医工作室 172 个，联合病房 32 个，专科联盟 24 个。

3. 医联体建设内涵不断提升。

推行一院一策，提升服务能力。长短期结合派驻人员，扎实做好基层医院帮扶工作。加大培训教育力度，提升医务人员服务能力。共建联动模式，落实家庭医生签约制。推行设备共享，降低基层采购成本。以持续改进为目标，全面强化医院管理。

4. 以医联体为平台的双向转诊机制逐步形成。

2019年，医联体牵头单位和成员单位均根据自身服务能力制定了"个性化"双向转诊诊断标准，其中扬州市第一人民医院牵头拟定了103种下转病种目录，进一步规范双向转诊的流程，明确职责分工，以功能定位为基础强化医联体上下联动转诊工作。对上级医院诊断明确、治疗方案确定、病情稳定的慢性病以及病情稳定的其他恢复期（康复期）患者，转至医联体下级医疗机构治疗、康复。在医联体内部预留不低于20%的专家号源给基层，用于基层转诊。对预约转诊患者实行"一免三优先"（免门诊诊查费，优先安排门诊，优先安排检查，优先安排住院）。利用微信工作群有序开展远程转诊工作。

（四）运用信息化、智能化手段，创新分级诊疗模式

1. 把推动分级诊疗制度建设纳入信息化、智能化建设总体设计中。

以患者需求及医联体运行存在的问题为导向，通过顶层设计把互联网医院工作与分级诊疗工作进行有机结合，构建融合分级诊疗、线上线下业务联动的互联网医院，通过打造云门诊、云会诊、云查房、云转诊等服务场景，实现面向患者、面向基层医院的统一预约检查、预约床位、预约手术、预约查房等多种功能的一体化服务，建立优质医疗资源线上线下共享的新诊疗服务新模式。

2. 建立互联网医院基础认证服务体系。

对接江苏省互联网医院统一服务，实现基于人脸识别模式的医师电子执照认证、患者身份认证；对接扬州市社保，实现电子医保身份认证。为"互联网＋分级诊疗"模式安全、有序、稳定运行提供保障。

3. 构建线上线下业务协同机制。

推行入院、检查、手术全预约服务模式，在此基础上与"互联网＋分级诊疗"进行深度融合，构建院内院外、线上线下业务全流程诊疗服务供应链，打破诊疗空间限制，实现电子处方流转、药物配送、线上预约检查、线上床位

（手术）预约等。

4. 建立覆盖医联体成员单位的健康数据互联互通机制。

成员单位电子病历、检查检验结果、用药监测等，纳入数据中心统一管理。建立患者全息图，将医联体多层级成员单位中患者全周期的数据进行统一展示，辅助医生诊疗决策。

5. 构建"互联网医院＋分级诊疗"运行机制。

制定出台"互联网医院＋分级诊疗"系列运行制度，推行统一标准的运营管理制度和职责规范。利用大数据、人工智能辅助决策技术构建院内院外、线上线下互联网医疗质控体系，实现了医疗集团内部医疗质量、管理质量的同质化。建立"互联网医院＋分级诊疗"的激励机制，尤其在推广初期通过调整绩效调动医院医生和基层医生的积极性。同时根据各临床科室、专科联盟特点制定不同的推广模式，逐步提升基层医生、上级医生和患者对线上诊疗模式的依从性，有效推进分级诊疗工作。

6. 倾力打造"互联网医院＋分级诊疗"云服务场景。

云门诊模式构建，实现处方流转配送、线上预约检查、线上报告查询等。云会诊模式构建，实现基层门诊医生邀请互联网医院专家在线实时云端会诊。云查房模式构建：基层医院通过互联网医院申请云查房，上级医院专家在线查看基层医院一键上传的患者就诊资料，通过音视频指导基层医生确定并及时调整诊疗方案，使患者在基层医院也能享受到上级医院的同质化的诊疗服务。云转诊模式构建：专家通过互联网医院完善入院前检查，患者经综合评估后由入院服务中心统筹安排住院床位和手术事宜。基于5G的远程手术指导：患者在基层医院手术，需要上级医院医生进行实时术中指导，通过"5G＋远程指导示教平台"即可实现远程高清低时延的手术指导。

7. 搭建医院一体化远程会诊中心。

在基层手术过程中向医院专家实时传输手术过程视频和手术患者的影像数据、病历数据等多维度信息，为专家指导提供全面的信息支撑。在远程影像、远程心电、"互联网＋卫星血透"、"互联网＋远程教育"等方面都取得明显实效。

（五）坚持政府主导，优化政策制度

1. 将分级诊疗制度建设纳入绩效考核。

2015 年以来，扬州市医管委每年分别出台"一院一策"的《市直公立医院绩效考核实施办法》，突出功能定位、职责履行、分级诊疗等内容，将医联体建设、对口帮扶等分级诊疗重点工作纳入绩效考核体系。考核结果与评先评优、绩效工资总量、医院领导班子年薪、职工个人收入等挂钩。

2. 加大政府财政投入力度。

2015 年以来，在基础设施建设之外，市、县两级财政投入 1 亿多元全方位支持苏北人民医院医联体建设，投入 11.33 亿元建设 18 家农村区域医疗卫生中心。市财政给予苏北人民医院、扬州市第一人民医院常年派往成员单位专家每人每年 10 万元的专项补助；对市区医联体牵头单位向城区常年派驻的专家，市、区财政分别按每人每年 2 万元、3 万元标准给予补助；安排 1 000 万元支持医联体分级诊疗信息平台建设，配套专项资金 8 000 万元建设苏北人民医院全科医生培训基地。

3. 合理调整医疗服务价格。

2015 年以来，扬州市 12 家城市公立医院同步实施医药价格综合改革，全部实行药品零差价销售，同步提高医疗服务价格、降低大型设备检查价格，取消药品加成减少的收入 75.35% 通过价格补偿，24.65% 通过财政补偿。县级公立医院根据改革后实际补偿情况同步对财政补偿比例进行调整。每年将城市公立医疗机构实行药品零差率的财政补偿专项经费全部列入部门预算，并下拨到位。2017 年，扬州市在全省率先开展医疗服务价格动态调整，做好基层医疗服务价格与公立医院价格综合改革的政策衔接，充分体现基层医务人员技术劳务价值。

4. 推动医保政策优化。

加快实施统一的城乡居民医保制度。围绕"六统一"建立了城乡一体的居民医保制度和经办服务体系。实行向基层医疗机构倾斜的报销政策，一级、二级、三级定点医疗机构住院起付线逐级提高，分别为 200 元、400 元、600 元，引导群众主动在基层首诊或向基层转诊。扩大基层医院医保药品目录范围。

2018 年 1 月 1 日起，扬州市城乡居民医保实施与职工医保及原城镇居民医保同一范围的药品目录。将基层医疗机构集中采购的基药目录范围外、医保目录范围内的药品，全部纳入城乡居民医保药品目录范围，切实保障参保人员就医购药需求。深化医保支付方式改革，开展按病种付费、按人头付费、按床日付费和总额预付相结合的混合支付方式改革，全市按病种付费的病种达到 151种，按病种收费的病种达到 102 种。

三、 主要成效

（一）基层服务能力不断提升

2018 年以来，全市基层医疗卫生机构高级职称人数平均增加 25% 左右，诊疗项目数年均增长 10% 左右，受新冠肺炎疫情影响的形势下，基层诊疗人次年均增长在 25% 左右，出院患者和手术例数年均增长 30% 左右。

（二）基层首诊制度逐步建立

2019 年以来，基层医疗卫生机构工作量占比年均增长 13%，基层首诊率年均提升 9 个百分点。县域就诊率全部稳定在 91% 以上，市域就诊率稳定在 93% 以上。

（三）市级医院功能定位得到优化

以苏北人民医院为例：2020 年开展日间手术 1.3 万例，三、四级手术占比 81.02%，四级手术占比 42.84%，平均住院日 6.68 天，同比减少 0.19 天。2018 年度全国三级公立医院绩效"国考"中，医院位列全国综合排名第 107 名；2019 年度全国三级公立医院绩效"国考"中，医院位列全国综合排名第 86 名。

（四）首创互联网医院分级诊疗模式

实现医联体预约诊疗体系打通、医联体病历信息互通共享、医联体双向转诊无缝衔接等方面的创新，满足医联体内医疗资源共享与协作需求，促进了优质医疗资源高效有序下沉，同时联动线上线下业务促进基层医院医疗服务能力、管理能力的同质化，使患者、医生、上级医院、基层医院等多方受益，对推动形成区域内患者有序流动、医疗资源按需调配的分级诊疗格局起到了积极的示范作用。2020 年 1—11 月苏北人民医院互联网医院开展云门诊、云会诊达 11 000 人次，云查房达 200 余人次。

（五）分级诊疗制度建设政策和制度环境不断优化

扬州市在政府财政责任落实、医保政策创新、医疗服务价格以及人事编制调整、绩效分配政策优化等方面一直走在全省前列。如，就市级医疗集团建设一项，近几年来扬州市级财政就投入 1 亿多元；在互联网分级诊疗方面，实现了转诊患者起付线的连续计算等。

四、 启示与建议

扬州市分级诊疗制度建设体现了如下特点，有一定的推广价值。一是把完善服务体系、提升服务能力作为基础性工程，特别是在全国全省率先启动农村区域医疗卫生中心建设，为强基层提供了有力抓手。二是形式多样的医联体助推分级诊疗制度建设，特别是两大医疗集团建设有一定特色，体现在政府主导、内涵丰富、措施较实、成效明显。三是创新了签约服务模式，基层首诊制度稳步推进。四是充分运用信息化、智能化手段，特别是运用云技术推进网上分级诊疗，这是一大创新，很值得在全国推广。五是分级诊疗制度建设的政策制度环境不断优化，体现了整体性、系统性、可持续性。扬州的做法经验说明，必须把完善服务体系、提升服务能力放在基础位置；必须运用信息化、智能化手段创新分级诊疗模式；必须深化签约服务，做细做实基层首诊；必须坚持政府主导，优化政策环境。

扬州市分级诊疗制度建设总体还处于起步和不断探索完善阶段，还存在着医联体建设规划不够完善、医保政策制度改革特别是支付方式改革还显滞后、财政保障力度还需加大、基层人才队伍建设特别是村级卫生人员队伍建设还要进一步强化、人事编制和绩效工资制度改革还不到位等问题。下一步，建议扬州市要坚持问题导向，落实国家和省部署，结合扬州实际，做好以下工作：一是根据"分区包段"要求完善城市医疗集团建设规划，妥善处理县域医共体与城市医疗集团建设之间的关系，尽可能避免城乡交叉；二是继续把强基层放在突出位置，并不断发展接续性医疗服务体系，确保基层接得住、急慢分得开；三是继续探索互联网医院分级诊疗制度模式创新，尽快形成稳定成型的模式架构，为面上推广创造条件；四是继续加大分级诊疗制度政策环境改革创新力度，尤其在医保、价格、编制、绩效分配等几方面多下功夫。

（李少冬　清华大学医院管理研究院）

强改革促协调推进分级诊疗制度建设

——浙江省分级诊疗制度建设经验

"十三五"期间，浙江省贯彻落实国家有关分级诊疗制度建设的决策部署，秉持"以人民为中心"的发展理念，按照"基层首诊、双向转诊、急慢分治、上下联动"的要求，以提升基层医疗服务能力为重点，坚持强改革、促协调并举，补短板、建高峰并重，全省域推进城市医联体和县域医共体建设，打造整合型医疗卫生服务体系"实践样板"，11 个设区市全部纳入国家城市医联体建设试点，成为全国两个紧密型医共体建设试点省之一，加快形成科学合理就医秩序，促进基本医疗卫生服务公平可及。

一、主要做法

（一）着眼于搭框架，统筹布局整合型医疗卫生服务体系的城乡网格

坚持从夯基垒台、立梁架柱着手，系统谋划并联动推进"双下沉、两提升"、城市医联体和县域医共体建设。

1. 紧扣促进优质医疗资源下沉，深化"双下沉、两提升"长效机制。

持续推动城市医院、城市医生"双下沉"，54 家省市级三甲医院与地方政府签约，通过全面托管、重点托管、专科托管等方式与 122 家县级医院开展紧密型合作，600 多名城市医院专家常驻县级医院工作，7 000 余名城市医院专家"柔性"下沉。省级三甲医院将 26 个加快发展县作为重点，实现资源下沉加快发展县全覆盖。

2. 紧扣建设网格化全覆盖，大力推进城市医联体建设。

市级医院联合 267 家二级医院和社区卫生服务机构，组建 41 个紧密型医联体，市、区、街道医疗卫生资源全面整合，功能整体纳入。医联体成员单位之间建立管理、技术、人才、信息、文化和资金六条紧密纽带，促进医疗资源的上下贯通，完善不同医疗机构之间的分工协作机制，各级医疗卫生机构层级割裂、医疗服务和公共卫生互相脱节的情况逐步扭转。

3. 紧扣夯实县域基层网底，全面推进县域医共体建设。

在 11 个县（市、区）试点基础上，2018 年 9 月，省委、省政府两办出台实施意见，召开现场推进会，在全省域全面推进县域医共体建设。208 家县级医院和 1 063 家卫生院组建为 161 个医共体，紧扣"一体两层级、三医四机制、五中心六统一"框架设计，强力推动扁平化管理和垂直化运行，县乡医疗卫生机构"一家人""一本账""一盘棋"的格局加快形成。

（二）着眼于优秩序，加快落实"四个分开"格局下的分级诊疗制度

推动建立成熟定型的分级诊疗制度，小病在基层、大病到医院、康复回基层。

1. 建设医学高峰，助推区域分开。

省政府与国家卫生健康委签订首批共建协议，8 个国家医学中心和区域医疗中心落地，3 年新增投入 50 亿元；与中科院共建肿瘤与基础医学研究所等。恶性肿瘤、心脑血管疾病等危重症省域外转率持续下降。城市医院病种结构持续优化，日间手术范围不断扩大，救治质量和效率有效提升。

2. 打造县级强院，助推城乡分开。

推动县级重点学科、专科和专病中心发展，完善二级诊疗科目设置，建立县域胸痛中心、卒中中心、创伤中心、危重孕产妇救治中心、危重儿童和新生儿救治中心、中医诊疗中心，推广微创外科和腔镜手术技术。部分县级人民医院达到省市级医院水平，城乡发展势头良好。例如东阳市人民医院顺利通过浙江省第四周期医院等级评审，成为全省首家县级三级甲等综合性医院。

3. 畅通转诊通道，助推上下分开。

完善医联体牵头医院和成员单位功能定位，制定了基层首诊、县级医院首诊和县域不轻易外转三张"病种清单"，实行当地医疗机构首诊制，鼓励并逐步规范常见病、多发病患者首先到基层就诊。加快预约转诊信息化建设，发布"浙江健康导航"移动应用，老百姓只需安装这一个APP，即可连接全省各大医院的互联网医疗服务，获得诊前预约、就医导航、诊中候诊、诊后报告查询、健康管理、健康卡应用等一站式全方位就医惠民服务。

4. 优化资源布局，助推急慢分开。

按照"中心城区做减法、周边区县优增量"的原则，一方面强化规模调控，坚决遏制城市公立医院在主城区的规模无序扩张，将主城区省级医院编制床位实际执行情况纳入医院综合目标管理考核，并将结果运用到医院等级复评、基本建设等项目审批之中，确保规划执行刚性。另一方面引导规模平移，引导主城区省市级床位资源流向周边县（市、区），缓解城市大医院"看病难、看病烦"问题，持续加大对基层优质医疗资源的供给力度。

（三）着眼于建机制，不断放大"三医联动"改革效应

以综合医改试点省为平台，突出体制机制改革，加大分级诊疗政策供给和要素集成。

1. 强化高位推动机制。

浙江省委省政府把推进分级诊疗制度、构建新型医疗卫生服务体系作为高水平建设健康浙江的关键一招，出台了《浙江省人民政府办公厅关于推进分级诊疗制度建设的实施意见》《浙江省人民政府办公厅关于推进高水平医疗联合体建设的实施意见》《中共浙江省委办公厅浙江省人民政府办公厅印发〈关于全面推进县域医疗卫生服务共同体建设的意见〉的通知》等系列文件，多次召开现场推进会，压实党委政府政治责任。省人大常委会出台《关于促进县域医疗卫生服务共同体健康发展的决定》，固化深化县域医共体改革实践成果，用体制机制变革进一步激发医疗卫生服务内生动力。

2. 强化改革联动机制。

部门联动、政策协同，出台人事薪酬、财政投入、医保支付等13个配套文件。在人事薪酬方面，医联体人员实行全员岗位管理，按照按需设岗、按岗聘用、竞聘上岗、人岗相适的原则，打破单位、科室、身份限制，实现合理轮岗、有序流动、统筹使用。医务人员收入由医联体自主分配，以岗位为基础，以绩效为核心，建立多劳多得、优绩优酬的内部分配机制。在医保支付方面，将医共体整体作为医保定点机构和医保基金预算单位，建立医保总额预算、结余留用、超支分担机制，推行多元复合型支付方式，引导合理诊治，主动做好预防保健和健康管理，提高医保基金使用绩效。完善医保差异化支付政策，显著拉开不同层级医疗机构的医保报销比例差距。在财政投入方面，在各级财政常规建设投入之外，省级财政每年拨付近 5 亿元专项经费，用于支持医联体、医共体建设。同时，深入实施中心镇卫生院医疗服务能力提升项目和社区卫生服务提升工程，省级财政累计安排 2.1 亿元，重点支持 193 家中心镇卫生院和社区卫生服务中心人才队伍培养、住院服务能力拓展、特色科室（专科）建设、信息化建设等能力提升项目。在医疗服务价格政策方面，下放医疗服务价格定价权限到设区市，推进服务价格调整。

3. 强化激励约束机制。

省卫生健康委每年制定医共体建设重点任务清单，建立记星管理、红黄牌制度，考核结果与资源配置、等级复评、资金拨付挂钩。并与省财政厅共同完善绩效考核办法，重点考核医联体技术辐射带动、医疗资源下沉等工作成效，考核评价结果作为财政投入、医保支付、人事任免、评优评先的重要依据。累计有 8 个县（市、区）获得省政府督查激励，10 个集体和 100 名个人获得省委办公厅、省政府办公厅通报表扬。

（四）着眼于强能力，努力提升医疗质量和服务水平

聚焦重点区域、重点学科、重点环节，精准提升技术质量和服务水平。

1. 发展能级持续提升。

全面应用 DGRs 开展医疗质量和绩效评价，城市医院病种结构不断优化，县域"五大中心"建设全面推进。根据 DRGs 质量绩效评价数据，2016—2019 年，全省三甲综合医院疑难重症患者数量增长 64.16%，三、四级手术增长 65.79%，平均住院日从 8.56 天缩短到 6.99 天。

2. 就医体验持续改善。

深化医疗卫生服务领域"最多跑一次"改革，以缓解城市大医院看病难和提升县域医疗服务能力为重点，从群众看病就医"关键小事"做起，着力优化服务流程、改进服务方式、提升服务绩效，把"智慧医疗"服务贯穿于院前、院中、院后。从预约挂号到付费结算，从门诊就医到出入院，"智慧"服务已覆盖全流程。2018年、2019年、2020年连续三年高规格发文推进，上线浙江健康导航，实现预约诊疗"全省通"；推进自助、诊间、床边结算和"医后付"等多种结算方式，实现付费结算"全院通"；开展"云胶片"、检查检验报告智慧查询等，实现院内服务"全自助"；开展"刷脸"就医、智慧药房等，实现医院排队"零等待"；整合部门资源，创新"出生一件事""用血不用跑"等务实举措；根据省委"加快'最多跑一次'改革延伸覆盖，推动公共场所服务大提升"的决策部署，着力提升医疗卫生服务规范化、人性化、智慧化、便利化、特色化水平。

3. 创新发展"互联网＋医疗健康"。

发展"互联网＋"医疗服务，开展远程专家门诊、远程紧急会诊等远程医疗服务，提供分时段预约、在线支付、检查检验结果推送、部分常见病和慢性病线上复诊、线上开具处方与药品网络配送等服务。创新"互联网＋"健康服务，开展慢性病、母子健康和家庭医生签约等在线服务管理，提供健康咨询、健康教育、健康管理和服务提醒等。推行"互联网＋"分级诊疗，建设县域或市域预约转诊系统，对接省预约转诊平台，提供预约诊疗、双向转诊、远程医疗等服务。推进"互联网＋"人工智能服务，推广应用人工智能技术、医用机器人、生物三维打印技术和可穿戴设备，以及基于大数据的医学影像、病理识别和疾病辅助诊断等支持系统。

4. 医防融合持续深化。

（1）构建"两员一中心一团队"工作体系。各医共体设立公共卫生管理中心，负责医共体内公共卫生相关机构建设、公共卫生事务管理及指导，落实医共体内公共卫生任务。同时各县（市、区）从县级公共卫生机构抽调人员，组建指导团队，派出公共卫生专员、联络员，强化对医共体公共卫生工作的专业指导。

（2）提高基本公共卫生服务水平。各医共体把公共卫生工作摆在重要位置、当作重要职责，做实基本公共卫生服务项目，开展居民健康体检，完善居民电子健康档案，扎实做好基层儿童保健、妇女保健和计划免疫工作，重点加强高血压、糖尿病和恶性肿瘤患者等健康管理。医共体成员单位加强与养老机构、儿童福利机构、残疾人康复机构、社区组织的协作，开展康复医疗、老年护理和安宁疗护等全方位全周期健康管理。织牢织密疫情防控基层网底。按照一级应急响应和"5个更加""10个最严"的防控工作部署要求，各地紧急动员、迅速行动，推动医共体全面融入县域疫情联防联控，有效发挥医共体"一家人一条心一起干"的体制机制优势，实现医疗工作和疫情防控的统一谋划、统筹管理，在县域和基层对确诊患者实施"闭环管理"，确保疫情防控无漏点、无盲区、无死角，构建起了牢固的基层防线，在疫情防控中检验了医共体的医防整合、防治结合效果。

5. 做实家庭医生签约服务。

按照"预防＋治疗＋康复"的"大健康"服务模式，各地建立由县级医院专科医生、基层全科医生共同参与的家庭医生团队1.3万多个，针对普通人群和慢性病患者、妇女、儿童、老年人、残疾人等重点人群设立了个性化的菜单式签约服务包，形成全科与专科联动、签约医生与团队协同、医防有机融合的签约服务工作机制。创新医共体公共卫生与慢性病管理机制，建立高血压、糖尿病"两慢病"分级诊疗试点，构建以家庭医生团队为基础、医共体牵头医院为技术支撑的慢性病分级诊疗服务体系。

6. 强化药品供应保障。

各地以医共体为单位，制定统一的用药目录，核销成员单位的药品耗材采购账户，由牵头医院统一采购、统一配送、统一结算。目前基层可配药品达到1 000种以上。在基层就能配到县级医院开出的药，提高了群众对医共体的信任度和满意度。

二、 主要成效

总的来说，浙江省医共体建设进展顺利、成效明显，取得"党委政府充分支持，医务人员积极参与，人民群众直接受益"的效果，为深化县域综合医改、构建整合型医疗卫生服务体系探索出一条新路子。

（一）体系得到完善

层级断裂、服务脱节的问题得到扭转，"县强、乡活、村稳、上下连、信息通"态势逐步显现，"基层检查、上级诊断、区域互认"的共享模式正在推广，网上预约、在线支付、远程医疗、检查检验结果互认和药品网络配送全面应用。

（二）能力有所提升

县级龙头学科增加到 166 个，手术台次年均增长 15%，微创手术实现全覆盖。5 000 余名县级医院医生定期到乡镇卫生院排班工作。县乡药品耗材一体采购配送，大约有 1 000 种县级医院的药品在基层配得到。全省 97.6% 的乡镇卫生院开设夜门（急）诊，95.7% 开展门诊手术，住院量年均增长 12%。城市医院功能定位更加明确，在全国三级公立医院绩效考核中，列省（区、市）之首。

（三）分级诊疗格局逐步形成

全省县域就诊率逐年提高，2020 年达 88.9%（2019 年 88.3%，2018 年 86.3%，2017 年 85.8%）。2020 年，医共体成员单位向上转诊 43.5 万人次，同比增长 4%；医共体牵头医院向下转诊 17.9 万人次，同比增长 11%，出现了向下转诊的增长率大大高于向上转诊增长率的良好态势。

（四）群众获得感增强

医共体建设地区药品耗材采购费用平均降幅达到 10% 以上，县级医院和乡镇卫生院门诊、出院均次费用增长均低于 5%，医保基金支出增幅下降 10.5 个百分点，医保异地就医结算全面覆盖。据第三方评估，群众满意度达到 97.8%，医务人员满意度达到 94.8%，卫生健康系统在当地政府组织的部门绩效考核中明显提档进位。

三、 下一步建议

（一）推进基层能力提升，夯实分级诊疗基础

统筹城乡医疗卫生资源配置，持续创新医疗卫生的组织形式和供给方式，

全面推进城市医联体、县域医共体建设，实施集团化管理、一体化经营和连续式服务，提升基层医疗卫生服务质量和技术水平，加快推进基本医疗服务能力升级达标。

（二）促进信息互通共享，提高分级诊疗效率

信息化是分级诊疗制度可持续推进的保障，应持续完善全民健康信息平台建设，实现各级各类医疗机构的互联互通，推动优质医疗资源纵向流动，实现医疗、医保和公共卫生等系统之间的功能对接，从而提高医疗服务效率，保证分级诊疗的方便快捷。

（三）加强"三医"联动改革，推进分级诊疗落实

医保、医药、医疗联动改革，需要在降低药品耗材虚高价格、合理规范诊疗行为、优化医疗机构收支结构等方面进一步深化合作，有效落实"医保总额预算、结余留用、超支分担"机制，建立完善医联体、医共体与医保经办机构平等协商谈判机制，着力推动卫生健康工作从"以治病为中心"向"以健康为中心"转变。

（浙江省卫生健康委）

坚持"强基层、强县级、强县域"全面推进分级诊疗制度建设

——浙江省温州市分级诊疗制度建设经验

一、改革背景

温州市医疗卫生资源相对丰富，全市有省级医院 3 家、市级医院 9 家、县级医院 35 家，其中三级医院 16 家、二级医院 23 家，医疗机构总床位数 43 790 张，执业（助理）医师数 31 472 人，注册护士数 31 386 人。但是，该市医疗卫生资源主要集中在城市地区，卫生健康事业发展不平衡不充分的问题比较突出，主要表现在：从供给侧看，存在基层资源总量不足、结构不合理、服务能力偏弱的问题，群众大病小病都希望舍近求远到城市三级医院就诊；从需求侧看，面临着人口老龄化、慢性病等疾病负担增加和群众健康需求日益增长的挑战，县域内尤其是基层服务能力和模式不符合新需求；从治理侧看，"三医联动"的协同性和效果还须再强化，尤其是县域综合医改缺少一个主阵地和总抓手。

作为全国和全省的分级诊疗试点城市，"十三五"以来温州市进一步加大分级诊疗建设力度，着力推进整合型医疗服务体系建设，通过紧紧抓住县域医共体这个解决基层医疗卫生发展短板的牛鼻子，推动地方政府进一步加大基层卫生投入力度，基层医疗卫生机构的标准化水平和医疗服务能力明显提升。该市瑞安市、洞头区、苍南县连续三年获省政府医共体建设督查激励，平阳县医共体全员岗位管理和薪酬绩效改革经验在全国专题会上进行交流，县域综合医改和能力建设不断深化。

二、 主要做法

（一）以推进医共体建设为载体，不断深化县域综合医改

紧密型县域医共体建设是解决基层体制机制问题的一个重大探索，是带有革命性意义的改革。该市聚焦服务体系重构、体制机制重建、资源要素重组、服务模式重塑，聚力打造优质高效的整合型医疗健康服务体系。目前，全市19个紧密型县域医共体（以下简称"医共体"）已成为深化县域综合医改的"主阵地"和"试验田"。

1. 构建"党委政府主导、部门协同联动"的改革格局。

（1）不断完善考核倒逼机制。连续三年将医共体建设纳入市委市政府年度督查检查计划，并以市医改办名义分解落实医共体建设年度重点任务，明确卫健、编办、财政、人社、医保等部门职责分工，强化改革合力。

（2）不断创新内涵建设载体。率先启动医共体规范化建设，制定医共体管委会办公室、医共体牵头医院、医共体成员单位"三个不同管理层级"的规范化建设标准，有效落实各方改革责任，引导医共体固化成"命运共同体"，深化医共体内涵建设有了更实、更具体的工作抓手和推动载体。

（3）不断增强改革攻坚力度。围绕医共体医保支付、全员岗位管理、人事薪酬制度等改革重点难点问题，组织各地开展改革攻坚项目"揭榜挂帅"，督促指导各地不断强化攻坚力度。

2. 构建"要素保障到位、县乡深度融合"的发展格局。

（1）加大基层网络、硬件投入力度。持续推进基层高质量发展三年行动，2019—2021年全市共新改扩建乡镇卫生院（社区卫生服务中心）115家，总建筑面积达72万平方米，总投资达48亿元。不断健全村级服务网底，2018年以来累计投入约1亿元，改造提升中心村卫生室416个，新增政府办村卫生室（社区卫生服务站）100个，建成农村巡回"流动医院"150个。

（2）打造县乡责任、管理、利益共同体。牵头医院"总院长"担任医共体牵头医院及成员单位法定代表人，固化"荣辱与共"的紧密共同体。医共体内部设立各大管理中心，对成员单位按科室或院区实行扁平化、同质化管理。目

前，全市建成全专联合门诊 300 个、县乡联合病房 39 个，在基层推广实施医疗卫生新技术新项目 70 项。

（3）提升药品、诊疗、医防融合度。以医共体牵头医院为唯一采购账户，统一医共体各成员单位用药目录，加强上下间的用药衔接。建成 2 055 支全专融合型家庭医生团队，每支基层团队至少配 1 名上级专科医生，定期下基层开展签约居民健康管理和基本医疗服务。

3. 构建"紧扣难点重点、改革破难攻坚"的破题格局。

（1）推动医保政策与分级诊疗制度有效衔接。医保、卫健、财政联合出台专项政策，将基层医疗巡回车纳入医保定点，允许不具备慢性病长处方资格的基层机构在医共体牵头医院指导下开具慢性病长处方。以医共体为整体建立双向转诊优惠制度，参保人按规定转诊前后两次住院视同一次住院计算起付标准；经上级医院转诊到下级医院的，报销比例在原基础上增加 2 个百分点。完善不设差异系数 DRGs 基础病组目录，实现同病同价，促使三级医院收治疑难重症。

（2）在平阳县试点医共体全员岗位管理和薪酬绩效改革。在薪酬制度上打破"天花板"，允许收支结余提取不超过 20% 的事业基金后，其余用于发放人员奖励。改革后基层人均收入较 2020 年同比增长 10% 以上，行政与临床人员年收入最大差距达 7 万元。整合医共体编制 204 个，腾出编制用于医疗及公卫一线。加快医共体内部融合，5 名牵头医院人才在分院挂职医疗副院长，34 个科室实行垂直化管理。绩效改革激发活力，基层医疗总收入同比增长 7.9%，药占比下降 2.39 个百分点，住院人次、门（急）诊人次同比分别增长 11.67%、7.1%，"两慢病"基层就诊率达 72.1%，基层夜门（急）诊县域全覆盖。

（3）推动县域积极探索医共体背景下综合改革。瑞安市实施第二轮医疗服务价格调整，总计上调 2 145 万元，补偿率 25.27%，预计腾出空间 8 000 万元，其中药占比实际下降 1.6 个百分点，百元耗材实际下降 1.23 元。苍南县推进社会办医融入医共体建设，迪安、莱康等社会办医院加入县中医院医共体，康宁医院加入县人民医院医共体。洞头区探索基层门诊按人头支付方式改革，新增

300 万元专门用于慢性病药品支出,同时建立免费药品使用疗效评价机制,对连续半个月疗效不佳的患者予以用药调整。

(二)以实施"双下沉"为载体,不断提升县域服务能力

大力推进城市优质医疗资源和专家名医下沉,快速提高县域和基层服务能力。让患者能在县域内享受到较高水平基本医疗服务是不断完善分级诊疗制度的关键所在。

1. 推进城市医疗资源下沉。

推进医疗卫生"山海"提升工程(对山区、海岛和重点发展县的对口帮扶项目),4 家三甲医院与 7 家县级医院紧密对接,每家帮扶医院选派不少于 8 名副主任及以上医师下沉到县级医院工作,下沉医师连续工作时间不少于半年,每周工作时间不少于 4 个工作日。实施"名医下沉"专项行动,选派 274 名副主任及以上医师下沉帮扶,帮扶成效与财政专项补助挂钩,与"温州名医"评选挂钩。通过"输血+造血",实现县域部分诊疗技术"从无到有、从弱到强"的突破。

2. 完善分级诊疗配套制度。

出台县、乡两级疾病诊疗目录,制定医共体内部、医共体之间和县域向外转诊办法,合理设定县域各层级医疗机构功能定位。签约服务费按每人每年 120 元标准确定,其中签约对象承担 24 元,市级医保基金承担 48 元,基本公共卫生经费承担 48 元。明确签约服务费和出诊、护理等医疗服务收入主要用于医务人员劳务报酬,不纳入个人绩效工资和其他应得奖补经费总额。推出家庭病床服务,为符合收治条件的患者在家设置病床,并享受医保住院报销政策。

3. 打造"互联网+"医疗模式。

建成市级转诊协同信息平台,首创"专号下沉模式",611.3 万个"专号"滚动投放供 241 家基层机构医生预约。建成全省最大规模的医学影像云平台,实现全市所有医院医学影像资料互联互通,日均调阅量 1.3 万次。建成温州市 5G 云诊疗平台,依托温州市三甲医院优势科室,通过云诊间模式开展混合门诊、远程会诊服务,打破时间、空间和资源壁垒,有效解决基层缺乏优质医疗

资源等问题。

（三）以"两慢病"管理为载体，扭转群众就医习惯

以老年人管理、慢性病管理为切入点，在"两慢病五色一图一指数"数字化应用基础上，创新打造老年人慢性病智管应用。目前，平台已接入307家医疗机构，涵盖健康档案数据572万条、诊疗数据19亿条、体检数据468万条、公卫数据1.4亿条。

1. 重塑基层医疗机构规范管理流程。

出台温州市标准化慢性病管理中心（CMC）建设方案，在19个医共体中建成13个健康管理服务基地、91个基层健康管理服务点。完善区域全民健康信息平台，贯通上下级医院的分级转诊信息通道，整合区域HIS与电子健康档案系统，建立快捷、高效、智能的诊疗服务流程和贯穿诊前、诊中、诊后的一站式、标准化、全周期模式。探索健康积分管理模式，进一步引导老年人规范"两慢病"管理流程。

2. 构建老年人"两慢病"全周期健康管理。

对原发性高血压、2型糖尿病患者实行分级分层管理，利用大数据自动分析，形成"五色一图一指数"（CMI）。其中健康风险人群为"绿色、蓝色"，慢性病风险人群为"黄色、橙色、红色"。不同颜色对应不同管理路径，患者获得不同的健康指导内容。五色主要应用于HIS和健康档案系统医生端的提醒、临床路径和管理方式的选择。

组建全专融合型家庭医生团队，共同对老年人"两慢病"患者进行规范的药物治疗、持续的生活方式干预和健康宣教、定期的随访管理、及时的转诊服务、年度的体检和评估。2021年上半年全市65岁及以上老年人城乡社区规范健康管理服务率34.28%，高血压患者基层规范管理服务率71.46%，糖尿病患者基层规范管理服务率71.60%。

3. 整合CMC＋CMI实现慢性病管理精密智控。

将全市健康档案和在温州市的省、市、县、乡四级医疗卫生机构的电子病历、诊疗信息、公共卫生信息集成汇总，推进市域卫生健康诊疗大数据实时互通共享，实现县域医共体内慢性病患者诊疗服务信息一体化。将慢性病"五色

一图一指数"中的"图与指数"应用到医共体、基本公共卫生服务项目和家庭医生签约服务绩效评价管理中，结合基层补偿机制改革，落实"两慢病"高危管理、疾病管理工作当量，运用标化工作当量法落实绩效评价结果。将"五色"应用于一站式健康管理阵地诊疗管理和全周期服务，应用于电子健康档案和 HIS 的智能辅助和规范管理，有效实现管理和服务的精密智控。

4. 丰富多跨协同服务管理内容。

借助物联网医养结合签约系统，实现基层医疗卫生机构与养老机构应用互通，获得养老机构老年人一致好评。与身份证、市民卡等互相关联，医疗机构可接入各类门禁系统，实现"刷卡"或"刷脸"通行，破解老年人无智能手机调阅健康码就医问题。推出慢性病长处方和第三方配送工作，实现慢性病患者便捷就医。2021 年慢性病长处方总数 5 879 笔，总金额 113.64 万元。试点推行慢性病"线上续方"，慢性病患者足不出户就得到线上复诊续方服务。

三、 主要成效

（一）县域医疗服务能力显著提升

瑞安市人民医院晋升三甲综合医院；永嘉县人民医院挂牌温州市中心医院永嘉院区；苍南县第三人民医院时隔二十年首次成功开展颅脑手术，成功收治首例血液系统疾病患者；平阳县第二人民医院首次开展了肩关节镜下肩袖修补术和膝关节镜下半月板修补术，县级医院骨科迈开了关节疾病微创治疗的新步伐；泰顺县人民医院成功完成首例经脐单孔腹腔镜下卵巢囊肿手术，填补了该县妇科单孔腹腔镜手术的空白等。

（二）基层综合服务能力不断增强

全市提供门诊便民惠民服务的基层医疗卫生机构比例、提供规定病种慢性病长处方的基层医疗卫生机构比例、完成号源池整合的基层医疗卫生机构比例均达 100%，开设夜间门（急）诊的基层医疗卫生机构比例达 98.4%。全市注册全科医生数较 2015 年增加 67.6%，达 3 409 人（图 1），村级卫生室规范化率较 2015 年提高 32 个百分点，达 78.7%，基层就诊率连续多年保持在 65% 左右，群众对基层的信任度和满意度逐年提升。

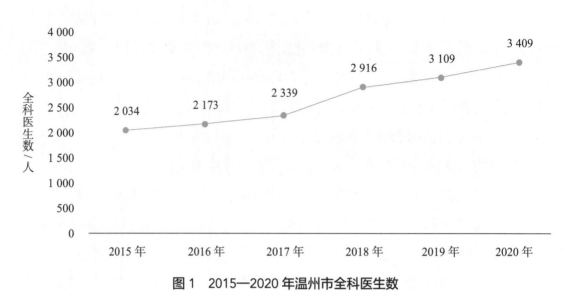

图 1　2015—2020 年温州市全科医生数

（三）分级诊疗格局加快构建

受疫情影响，虽然基层医疗卫生机构总诊疗人次有较明显下降，但随着基层医疗服务功能的不断优化和拓展，2020 年全市县域内基层诊疗人次占比仍较 2019 年同期提高 2.01 个百分点。同时，医共体牵头医院共下转患者 3.3 万人次、成员单位共上转患者 1.56 万人次，"上转易、下转难"现象得到有效缓解。

四、 启示与建议

2021 年 3 月，习近平总书记在三明考察时强调，要均衡布局优质医疗资源，做到大病不出省、一般的病在市县解决，头疼脑热在乡镇村里解决。"十四五"期间，各级党委政府要认真贯彻总书记重要指示精神，进一步推动优质医疗资源扩容和均衡布局，全力推进分级诊疗制度建设。

（一）党委政府要坚持高位推进

分级诊疗制度建设是事关医疗卫生体制全局的一项综合性变革，地方党委政府要切实履行职责，打破原来医疗卫生领域各类制度县乡两级管理格局，建立新的制度供给，打通融合，坚持医疗、医保、医药联动改革，尤其是加快财政补偿、人事薪酬、医保支付方式等改革在县域落地,将以往改革"单兵突进"改变成"集成推进",形成改革合力和叠加效应。

(二)职能部门要刀刃向内改革

相关职能部门要深化"放管服"改革,赋予医疗卫生机构尤其是县域医共体资源(资金)调配、内设机构与岗位设置、人事管理、内部分配、运营管理等更多的自主权,激发机构运行活力和发展动力,提高服务效率。要支持社会办非营利性医疗机构作为成员单位加入医共体,融入分级诊疗体系。

(三)配套机制要齐头并进

围绕改革利益相关者分析,坚持权责一致、激励相容的原则,让政府、医共体、患者通过深化改革取得共赢。围绕"强基层、强县级、强县域"的改革初心,持续打造"双下沉、两提升"升级版,提升牵头医院服务能力,有效发挥县域内的牵总带头作用。

(四)基本医保与分级诊疗要有效衔接

重点要适当拉开不同等级医院报销比例差距,完善县域医共体"医保总额预算、结余留用、合理超支分担"机制;同时,引导省市级医院重点提升疑难重症诊治水平、减少常见病多发病诊治占比。医保应建立由出院患者手术占比、出院患者四级手术占比、门诊人次数与出院人次数比、下转患者人次数、接诊市外患者人次数等指标组成的医保评价体系,评价结果与省市级医院的医保年度结算及奖励等挂钩。

(马伟杭 浙江省医院协会)

协同改革构建分级
诊疗体制机制

——浙江省台州市分级诊疗制度建设经验

"十三五"以来,浙江省台州市聚焦人民群众日益增长的对优质卫生健康资源的需求与现有优质资源供给不足、配置不合理之间的主要矛盾,紧紧围绕"看病难、看病贵、看病烦"堵点、难点、痛点问题,多措并举,同向发力,全方位系统性推进分级诊疗制度落地落实。坚持规划驱动、典型带动、市县联动、考核推动"四轴"联动,实施机构标准化、区域共享中心、招才育才平台"三大"建设,完善医保支付、基层首诊和双向转诊、全科医生签约服务、绩效分配、医疗服务价格调整"五项"政策,推进数字化改革。经过5年的不懈努力,合理有序的就医格局基本形成,健康主要指标逐步提升,患者就医体验极大改善,基层医疗服务能力明显提升,公立医院发展质量不断提高,危重患者的救援通道更加顺畅。从实践看,台州市的分级诊疗制度落地落实,党政领导重视是前提,打造医学高峰补齐基层短板是关键,"三医联动"改革是核心,数字化改革是支撑。

一、改革背景

台州市地处浙江省东部沿海,陆域面积9 411平方千米,辖三区三县三市,常住人口662.29万。

多年来,台州市医疗资源总量不足、结构不合理的问题比较突出,"三千指标"多年居全省末三位,优质医疗资源集中在少数大医院,全市没有1个省级重点学科,赴市外就医现象十分普遍,尤其是肿瘤、心血管、颅脑等疾病患者赴市外就医比例每年高达40%。基层医疗服务水平低下,基层医疗卫生机构床位使用率只有 40%，常见病、多发病患者都往大医院跑，大医院与基层医疗机构呈激烈竞争状态。信息化建设滞后，"一院一卡、卡不通用"，重复检查普遍存在。医保筹资水平低，医疗保障能力有限，群众就医负担过高。因此，台州市深化综合医改，推进分级诊疗制度建设显得尤为迫切。

2015 年，台州市全面启动实施分级诊疗工作，提出到 2016 年，全市基层就诊率要达到 60% 以上，县域就诊率达到 90% 以上；到 2017 年底，全市基本建立制度健全、服务规范、运转高效的分级诊疗新机制，做到一般疾病基层首诊，实现"小病在社区、大病进医院、康复回社区"的目标，全市基本建成合理有序就医格局。到 2020 年，基层就诊率达到 65% 以上，县域就诊率稳定在 90% 以上，形成"基层首诊、双向转诊、急慢分治、上下联动"的分级诊疗格局。

二、 主要做法

（一）实施"四轴"联动，构建分级诊疗工作机制

1. 规划驱动。

自 2015 年以来，台州市委、市政府根据国家、省有关要求，结合实际，先后出台《关于开展分级诊疗推进合理有序就医工作的实施意见》《关于深化"双下沉、两提升"长效机制建设促进基层医疗卫生发展的若干意见》《关于全面推进县域医共体建设的实施意见》，成立分级诊疗工作小组，市政府分管领导任组长，卫生健康、财政、人力社保、医保等部门为成员单位，统一规划、统一部署、统一实施，分三个阶段梯次推进分级诊疗工作。

2. 典型带动。

在推进分级诊疗中，坚持试点先行，典型引路。2014 年，选择 2 个县（市、区）开展分级诊疗试点，侧重建章立制，落实 8 项工作任务，建立完善 15 项工作制度。2016 年，选择部分乡镇卫生院（社区卫生服务中心）开展薪酬制度改革，推行"622"绩效分配政策，充分激发基层医务人员活力。2017 年底和 2018 年 5 月，结合县域医共体建设又选择 2 个区市开展分级诊疗体制机制架构改革，实施"一家人""一盘棋""一本账"，构建优质高效的整合型

医疗卫生服务体系。各阶段试点结束后，及时推广。

3. 区域联动。

每年年初，全市统一制定分级诊疗制度建设重点任务清单，将责任分解到县（市、区）和市级成员单位，实施市县和部门联动。市县联动重点解决重点任务、重大政策和重要指标落实问题，部门联动重点解决医保支付、医疗服务价格等有利于分级诊疗制度落实的政策制定出台，以及数字化多跨场景等资源共享、信息互联问题。

4. 考核推动。

市委、市政府每年将分级诊疗工作纳入县（市、区）年度目标责任制和深化改革考核内容，列入重点工作督查事项。对指标未完成、工作滞后、敷衍塞责的，进行问责。通过考核、督查，层层传导压力、层层落实责任。

（二）推进"三大"建设，构建分级诊疗平台体系

1. 推进机构标准化建设。

"十三五"以来，全市投资60多亿元，对357家基层医疗卫生机构进行标准化改造，全市136个乡镇卫生院（社区卫生服务中心）有127个达到标准化，标准化率93.38%，其中，创建国家级示范社区卫生服务中心1家，省级中心13家；新建政府办村卫生室200多家，基层网底进一步夯实，农村"20分钟医疗服务圈"日趋完善。15个县域医共体和5个城市医联体牵头医院，在49家乡镇卫生院（社区卫生服务中心）设立住院分部，为分级诊疗提供基础支撑。

2. 推进区域共享中心建设。

以区域为单位，整合资源，加快医疗技术同质化发展，以浙江省台州医院为龙头，建立全市区域诊疗中心1个，以县域医共体为单位，建立医学影像、检验、心电、病理诊断、消毒供应五大医疗共享中心42个，实现所有医疗机构医学共享中心全覆盖，为分级诊疗提供平台支撑。

3. 推进招才育才平台建设。

加大卫生招引扶持力度，运用数字化技术，绘好三张地图（台州高层次卫生人才"藏亲图"、原籍台州在外高层次卫生人才"认亲图"、台州紧缺高层次卫生人才集聚院校"攀亲图"），建好台州卫生人才信息库。深化卫生高级职称评审制度改革，基层医疗机构高级职称评定权限下放到县域医共体牵头医院。注重基层医学骨干人才培养，开展"百名青年骨干医生赴沪杭拜师学艺"。建立全科医生培训基地3个，每年对全市3 000多名基层医生进行规范化模块化培训，每千常住人口全科医生达到3.8人。

（三）完善"五项"制度，构建分级诊疗政策体系

1. 完善医保支付制度。

实施差别化的医保报销政策，城乡居民在参保地基层医疗机构就诊的，门诊报销比例提高到60%，转外的不予报销；在参保地基层医疗机构住院的降低起付线，转外的提高起付线，两者相差400元以上；在参保地基层医疗机构住院的，住院报销比例为80%，转外的比例为40%，两者相差40个百分点；经签约的医疗机构转诊到指定的县级医院住院的，报销比例提高5个百分点；参保人员未经转诊备案自行到台州市以外住院的，报销比例降低20个百分点。

2. 完善基层首诊和双向转诊政策。

以县域医共体为单位，制定基层医疗机构首诊、县域轻易不外转、县级医院向下转诊三张疾病清单。开通"转诊快速通道"，规范转诊流程和相关制度，建立可追踪、可调控、可监管的双向转诊平台。牵头医院对成员单位转诊的，留足号源和床位，提供优先接诊、优先检查、优先住院。牵头医院向下转诊的，技术指导、全程跟踪服务。2019年、2020年两年，全市共有超过13万例患者通过平台享受预约、转诊等服务。同时，加大预约诊疗进社区力度，逐步实现医院普通门诊预约面向大众、专家门诊预约进入社区的局面，医院专家门诊号和住院床位均优先向基层的首诊医疗机构开放，2020年已通过该渠道服务8 000多人次。

3. 完善家庭医生签约服务政策。

全市建立以基层医疗机构全科医生为主体、牵头医院专科医生参与的全专科联合的家庭医生签约团队1 016个，2020年家庭医生规范签约率41.81%，其中重点人群签约覆盖率81.16%。依托家庭医生签约团队，做细做实高血压、糖尿病等慢性病规范管理服务。进一步完善个人、财政、医保分担的签约服务筹资机制，实施门诊医疗费用包干制度。连续18年实施高血压、糖尿病、重

性精神障碍"三病"基本药物免费供应制度。

4. 完善基层医疗机构绩效分配政策。

建立健全符合基层医疗卫生行业特点的人事薪酬制度，建立绩效工资总量正常增长机制。完善绩效考核办法，在财政保障渠道和保障水平保持正常增长的前提下，基层医疗卫生机构当年度收支结余实施"622"分配政策，其中60%作为奖励基金用于发放绩效考核奖，不纳入绩效工资总量，20%作为事业基金用于机构的建设发展，20%为福利基金。同时，实施基层医疗机构补偿机制改革，推行当量法，绩效工资向关键岗位、业务骨干和工作成绩突出的个人倾斜，对偏远山区和海岛等艰苦地区医务人员进行适当补助，补助标准每人每月不低于400元。

5. 完善医疗服务价格政策。

按照"控总量、腾空间、调结构、保衔接、强监管"的改革路径，坚持"有升有降、逐步到位"的原则，积极探索建立医疗服务价格动态调整机制。近三年来，全市综合性调整医疗服务价格3次，其中大幅度提高家庭医生签约团队上门诊疗服务价格，医疗服务比价关系不断理顺。

（四）实施数字赋能，构建分级诊疗信息体系

1. 建成台州健康一卡通。

2017年，投入1.5亿元的台州健康一卡通平台全面上线，全市所有445家公立医疗机构互联互通，实现"一卡就诊、脱卡结算"和"医后付"。建成全市云影像和检查检验共享中心，逐步实现检查检验共享互认。

2. 代升级分级诊疗系统。

建成启用台州市分级诊疗平台，向下与各县（市、区）和各县域医共体对接，向上与省平台对接，实现省、市、县、基层医疗资源的合理安排和分配，进一步助力分级诊疗制度建设。

3. 推进"互联网＋诊疗"服务。

依托浙江省互联网医院平台，全面启动"互联网＋医疗""互联网＋药事"和"互联网＋护理"三大服务，保障居民足不出户享受"线上医生"为其提供常见病、慢性病在线咨询、在线复诊、药物配送、处方审核和"网约护士"居家护理服务。2020年，全市互联网诊疗共计93 592例次。

三、主要成效

（一）健康主要指标稳步提升

全市人均预期寿命从 2016 年的 79.28 岁提高到 2020 年的 81.33 岁（浙江省 79.47 岁），增长 2.05 岁。全市恶性肿瘤、心脑血管疾病、糖尿病和慢性呼吸系统疾病等慢性病过早死亡率从 2016 年的 12.11% 下降到 2020 年的 9.47%，下降 2.64 个百分点。全市居民健康素养水平从 2016 年的 16.59% 上升到 2020 年的 31.51%，上升 14.92 个百分点。

（二）合理有序的就医格局基本形成

通过优质医疗资源扩容和下沉，方便了群众就近看病，使他们在基层医疗机构就能获得便捷规范的医疗卫生服务，大大提高了服务的公平性和可及性。医保差别化报销政策的导向作用逐步显现，医保总收入中基层医疗机构占比从 2018 年 14.77% 提高到的 18.50%，提高 3.73 个百分点（图 1），2020 年全市基层就诊率 68.70%，县域就诊率 91.03%，分别比 2015 年提高 23.20、15.71 个百分点。

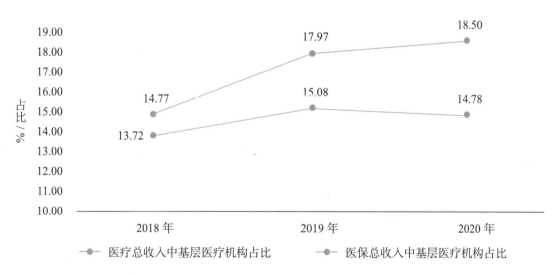

图 1　台州市医保总收入和医疗总收入中基层医疗机构占比（2018—2020 年）

（三）患者就医体验极大改善

通过实施"健康台州"APP，上连省全民健康信息平台，辖区群众不仅可以在市域所有公立医疗机构，而且可以在与省平台对联的市域外医疗机构进行分时段预约挂号、预约检查、在线支付。就医环节从原来的 6 个，减少到 2 个，就诊时间缩短 55% 以上。基层上转大医院的，在大医院诊疗时间从一天缩短至半小时。全市 136 家乡镇卫生院（社区卫生服务中心）均开展夜间门（急）诊、门诊小手术、慢性病长处方配药服务。

（四）基层医疗机构与公立医院从无序竞争变为协同发展

以县域医共体和城市医联体建设为载体，将牵头医院与基层医疗卫生机构责任与利益捆绑起来，医保资金统一谈判一并打包支付，财政补助划拨到牵头医院由其统筹安排，编制和人员由牵头医院统筹，通过岗位管理，人员在医共体内流转顺畅，医共体"按需设岗、以岗定薪、岗变薪变"全面落实。通过这些举措，基层医疗机构和牵头医院的功能定位不断强化，全市乡镇卫生院开展门诊手术和住院服务的比例分别达到 100% 和 75.83%，牵头医院也重点转向疑难重症患者诊治。

（五）公立医院发展质量不断提高

通过实施"三医联动"改革，全市公立医院从量的扩张转为质的提高，从粗放型管理转为精细化管理。全市共有省市共建医学重点学科 6 个，国家中医药重点专科 2 个，其他各级各类重点学科 80 多个。18 家二级及以上综合性医院三、四级手术占比逐年提高，从 2018 年的 23.51% 到 2019 年的 25.31%，到 2020 年的 19.28%。全市公立医院医疗总费用增长每年均控制在 7% 左右，药占比从 2015 年的 35% 下降到 2020 年的 27%，医疗服务收入占比从 2015 年的 27% 提高到 2020 年的 32%。公立医院收入结构逐年优化，可持续发展能力不断增强。

（六）危重患者的救援通道更加顺畅

全专结合、上下联动的家庭医生签约团队，不仅为签约群众提供个性化、专业化服务，也借助自身资源和技术优势为危重患者的抢救赢得宝贵时间。区域影像中心也有助危重患者的救援，比如，2020 年新冠肺炎疫情防控期间，针对胸部 CT 影像阳性存疑的病例，通过医学影像质控中心上传影像，县域医共体牵头医院的专家对病例进行会诊，避免了疫情期间的人员流动，大大减少疫情扩散风险。

四、 启示与建议

（一）党政领导重视是前提

分级诊疗制度建设是深化医改五项制度之一，是医疗卫生体制机制的重塑、重构，改革任务重、环节多、涉及面广，只有党委、政府牵头，统一规划、统一政策、统一部署、统一落实、统一考核，一张蓝图绘到底，紧盯目标、久久为功，才能推动分级诊疗落地生根。

（二）打造医学高峰补齐基层短板是关键

分级诊疗得到有效实施，关键要解决区域医学高峰不高、基层不强两大问题，再通过县域医共体和城市医联体建设，使市、县、基层三级医疗机构回归功能定位，变无序竞争为良好合作关系。近年来，台州市通过实施县级强院工程和基层医疗卫生能力提升两大工程，市、县两级医院的学科水平明显提高，全市共有省市共建医学重点学科 6 个，国家中医药重点专科 2 个，浙江省中医药重点学科 4 个、重点专科 13 个，市级重点学科 60 个。全市 96 家乡镇卫生院的服务能力达到国家能力提升基本标准，1 000 多家村卫生室达到规范化标准，这些都为分级诊疗制度建设提供了坚实的基础。

（三）"三医联动"改革是核心

"三医"（医疗、医保、医药）能否真正联动，就要看医疗机构主动控费、降低不合理费用和医保支付方式改革、医疗服务价格调整这三驾马车是不是在同一轨道上。从台州市的实践看，"三医联动"改革的系统性、协同性还不够，一些历史遗留下来的深层次的体制性问题需要下决心破解，医疗服务比价关系有待进一步优化。

（四）数字化改革是支撑

台州市"健康一卡通"、分级诊疗和远程医疗三个平台，为分级诊疗制度提供资源共享、信息互联、多跨场景应用。但还需要顶层设计，推进数字化改革，坚持以通为本、以用为本、以人为本，以"小切口"形成"大牵引"，切实解决群众看病就医的堵点、难点、痛点问题。

（马伟杭　浙江省医院协会）

坚持政府主导筑牢基层力量

——安徽省蚌埠市分级诊疗制度建设经验

近年来国家陆续出台多项政策，加快推进分级诊疗和医联体制度建设，多措并举优化医疗资源配置格局。蚌埠市稳抓机遇，以公立医院改革和分级诊疗试点城市创建为契机，以"强化政府领导、激发基层活力"为重点，以紧密型医联（共）体建设和家庭医生签约为抓手，借助"三医联动"改革，加速完善城市公立医院和基层医疗机构协同发展的共建共享机制，在构建"基层首诊、双向转诊、急慢分治、上下联动"的分级诊疗格局方面取得明显进展和成效。

一、改革背景

（一）地区基本情况

蚌埠市地处我国华东地区长江三角洲西部，下辖三县（怀远、五河、固镇县）、四区（龙子湖、蚌山、禹会、淮上）及两个功能区（国家级蚌埠高新技术产业开发区、蚌埠经济开发区）。根据第七次全国人口普查结果，2020年蚌埠市常住人口329.64万人，城镇化率55.08%。全市现有医疗卫生机构1 658家。其中包括三级医院6家；基层医疗机构1 504家，含社区卫生服务中心21家、社区卫生服务站150家、乡镇卫生院56家、村卫生室937家及各类诊所、卫生所、医务室341家；专业公共卫生机构44个。总体而言，蚌埠市地理位置优势明显，医疗资源较为丰富，是省内重点打造的区域中心城市之一。

（二）政策实施背景

2009年新医改实施后，蚌埠市基层医疗卫生服务体系更加健全，覆盖城乡的基本医疗保障制度全面建立。但市内优质医疗资源总量不足、局部医疗资源使用过剩、整体医疗资源分布不均的结构性矛盾依然突出，科学合理就医秩序尚未构建，居民"看病难、看病贵"问题还未得到切实解决。在此背景下，蚌埠市紧跟全国医改步伐，积极落实《国务院办公厅关于推进分级诊疗制度建设的指导意见》和《国务院办公厅关于推进医疗联合体建设和发展的指导意见》等文件要求，结合自身实际，狠抓工作落实，以发挥城市优质资源效能、提升基层医疗服务能力、再造医疗卫生服务秩序、增强群众就医获得感为目标，在全市范围内开展分级诊疗和医联（共）体发展的有益尝试。

 二、主要做法

（一）高位推动，强化领导机制

蚌埠市委、市政府高度重视分级诊疗工作，始终将其作为市委全面深化改革的重要内容来抓。

1. 政府推动。

将分级诊疗和医联（共）体建设由单一的卫健部门负责，上升到政府层面统筹。市主要领导多次深入基层调研，为分级诊疗把脉会诊。市深化医药卫生体制改革领导小组及办公室专项部署分级诊疗工作，提高整体决策力度。

2. 规范实施。

在充分征求基层和相关部门意见的基础上，市政府制定出台《蚌埠市建立分级诊疗制度的实施意见》等一系列关于分级诊疗发展、医联（共）体组建、医保支付制度改革的配套性文件，旨在发挥政策叠加效应，推动全市医改和分级诊疗工作有序开展。

3. 常抓不懈。

将分级诊疗和医联（共）体建设纳入党政机关目标管理考核清单，市政府与相关部门、区县政府分别签订年度目标责任书，全面压实主体责任。各单位、各区县积极发挥"一把手"作用，主要领导对重点工作亲自部署、重大方案亲自把关、关键环节亲自调度。以一周一调度、一月一分析、一季一突破、一年一评估的"四个一"督查机制，确保具体任务落实、落细、落地。

（二）政策导向，重塑就医格局

1. 创新发展城市医联体建设。

（1）推进多批改革试点。出台《关于印发蚌埠市城市医联体建设实施方案的通知》，按照分区包段的原则，推进13个紧密型城市医联体试点。制定医联体章程，组建"1＋1＋1＋N"模式，即1家省属或市属三级医院牵头领办1个社区卫生服务中心，派驻1名管理人员任中心负责人，下沉N个临床骨干和高年资护理人才至中心工作。在保持成员单位原有机构设置、人员编制、隶属关系、单位性质、补偿方式和机构功能不变的前提下，在医联体内实施统一标准、统一规划、统一标识、统一配置、统一制度、统一考评、统一信息管理系统和统一疾病防治模式的"八统一"管理。

（2）促进优质资源下沉。市政府出台《关于促进城市优质医疗资源下沉工作实施意见》，明确城市医务人员到基层服务待遇提高50%以上，其医疗技术劳务价格比照原单位90%执行，提高医务人员基层服务积极性，同时惠及百姓就医。健全内部利益共享机制，结合成员单位功能定位、业务能力、群众满意度等情况，制定医联体年度目标任务与绩效考核方案，报主管部门审核备案后实施。医联体内基层医疗服务增量扣除成本后，结余部分在上下级医院间合理分配，实现优质医疗资源下沉可持续。

（3）明确医院功能定位。牵头单位突出急危重症发展方向，增强整体带动力和影响力。基层单位主要为诊断明确、病情稳定的慢性病患者、康复期患者、老年病患者提供治疗及康复服务，强调其托底功能和"守门员"作用。

（4）打通双向转诊通道。牵头单位成立办公室负责组织转诊工作，医联体内建立统一的转诊会诊流程，明确患者上转、下转适应证，形成"25上15下"的双向转诊机制。要求每个社区卫生服务中心配备不少于10名执业医师和15名注册护士，辖区内每万人口注册全科医师数不少于3名，切实提高基层首诊承接能力。在医联体内建立统一的医技后勤服务体系，加强同质化管理，实现检查检验结果互认，减少医疗资源重复投入，并缓解群众就医负担。

2. 巩固完善县域医共体建设。

（1）遵循实施路径。按照安徽省《关于推进紧密型县域医共体建设的意见》要求，以"两包三单六贯通"落实 7 个紧密型医共体建设，实现市辖三县医共体全覆盖。"两包"，即打包城乡居民基本医保基金和基本公共卫生服务资金，按人头总额预付给牵头单位，在医共体内根据绩效包干分配使用。包干经费年底结算，超支原则不补，结余按 6：3：1 比例分配至县医院、乡镇卫生院和村卫生室，倒逼医疗机构合理控制诊疗费用。"三单"，指细化政府办医、内部运行、外部治理综合监管清单并出台配套政策。在投入渠道、资产属性和职工身份不变的前提下，实行医共体内部人财物资源统一调配、医疗医保医药统一管理、信息系统统一运维的"三统一"政策。"六贯通"，是围绕居民就医问题，在专家资源、医疗技术、药品保障、补偿政策、双向转诊、公卫服务六个方面进行优化贯通。

（2）规范病种收治。划定"小病"与"大病"界限，为县、乡、村医疗机构疾病收治和功能定位提供刚性指导，努力实现"小病不出乡、大病不出县"。参考省级卫生行政部门提供的病种遴选范围，由县医院、乡镇卫生院根据自身优势，分别选择 100 个和 50 个病种进行分级收治。明确县医院承担"100 + N"个病种诊疗服务及基层技术帮扶、突发公共事件应急处置职能；乡镇卫生院承担"50 + N"个常见病多发病诊疗、转诊服务及慢性病管理、基本医疗、公共卫生服务职能；村卫生室着重做好门诊、家庭医生签约及公共卫生工作。

3. 做实家庭医生签约服务。

（1）创新"熟人社区"模式。将家庭医生工作方式由"抓-管-服"变为"服-抓-管"，促成家庭医生工作重点首先落在"服务"上，进而在"抓"住签约群众、"管"好重点人群上起到更大作用。使家庭医生坐堂诊断变为主动问诊，间断服务变为连续服务，单一疾病治疗变为综合健康管理，"医患契约关系"转向"社区熟人关系"，提升居民"患病首选基层医生朋友"的就医认知度。

（2）优化家庭医生服务。创新"369"模式，即构建"3"级签约网络，建立"6"大服务体系，实现"9"大管理功能。设计个性化服务包，实现医疗服务"私人订制"。上线智能随访系统，实现辖区居民就近签约、智能履约，有效缓解因家庭医生数量不足、服务跟不上而导致的"签而难约""签而不约"困境。合理确定签约服务费用，实行医保基金、基本公共卫生服务经费和居民个人自付共同承担的筹资方式。建立服务管理平台，家庭医生团队拥有一定比例的上级医院专家号、预留床位等资源，对上级医院、签约居民实现良好的互动与服务。

（3）提高家庭医生积极性。合理确定基层医疗机构绩效工资总量，将履约人数、服务质量等指标与家庭医生绩效挂钩。制定激励措施，从编制、聘用、职称晋升、在职培训、评奖评优等方面向优秀签约医生倾斜，促进签约服务扎实落地。至 2020 年全市组建家庭医生团队 1 427 个，家庭医生签约 159.52 万人，签约率 48.39%，其中重点人群签约 151.7 万人，签约率 73.81%。全市签约人群对家庭医生签约服务满意度达 92.6%。

（三）补齐短板，夯实基层基础

蚌埠市坚持以基层为重点的卫生工作方针，通过多种方式提高基层医疗服务水平，为分级诊疗建设打牢基础。

1. 在"训"上下功夫，提高基层诊疗能力。

探索人才培养长效机制，制定《蚌埠市医疗卫生优秀人才培养实施方案》，培养专科带头人 50 名、青年医学人才 100 名、基层适宜人才 1 000 名。在全省率先出台乡村医生五年轮训计划，安排 600 万元经费用于培训基层人才。开展"百医驻村""千医下乡""万医轮训"活动，强化基层医生常见病、多发病诊疗能力。

2. 在"管"上严要求，规范基层诊疗行为。

在全市范围内开展"改善就医环境，提升服务能力"百日专项行动，集中整治基层医疗机构管理问题。把医疗机构创建升级作为加强基层内涵建设的有力载体，"十三五"期间 12 家乡镇卫生院通过"一甲"评审，8 家中心卫生院达到二级综合医院标准，3 家社区卫生服务中心成功创建"社区医院"，21 家乡镇卫生院获国家"群众满意的乡镇卫生院"称号。坚持中西医并重发展，至 2020 年全市基层医疗机构均能开展中医药适宜技术，基层中医诊疗量占比达 30.4%。

3. 在"优"上求突破，增强基层发展动力。

赋予基层经营、分配自主权，政府办基层医疗机构全部设置独立账户，实行收、支自主管理。落实基层医疗机构一类保障、二类管理和"医疗服务收入扣除成本并按规定提取各项基金后主要用于人员奖励"政策，以"三费"控制、群众满意度等为重点指标建立人员评价引导机制，将分配政策向基层一线和业务骨干倾斜。

4. 在"改"上破传统，提升基层工作效能。

统建区域人口健康信息平台和医联（共）体人财物一体化管理平台，实现业务应用互联互通。转变传统诊疗模式，推进"智医助理"和远程诊疗系统建设，提高乡村两级诊疗能力。申请国开行贷款 9 800 万元、世界银行贷款 4 900 万元，分别用于社区卫生服务中心和乡镇卫生院二级综合医院创建升级，着力改善基层医疗机构服务环境。

（四）调节引导，发挥联动作用

蚌埠市以"三医联动"助推分级诊疗，通过举措创新拓展医保、医药作用空间。

1. 加大医保政策支持力度。

对医联体规定基层医疗机构不受医保定额预算限制，对医共体落实医保基金包干使用政策，提高医联（共）体医保基金使用效率。在省内率先制定较为完善的家庭医生服务价格体系，将签约服务纳入医保支付范围，提高居民签约主动性。

2. 发挥医保支付杠杆作用。

将省、市三级医院住院起付线由 1 000 元、700 元分别提高至 1 200 元和800 元。对自觉遵守基层首诊有偿签约并通过系统逐级转诊住院的患者，上转补齐上级医院起付线差额，下转不再支付下级医院住院起付线，且报销比例提高 5%。完善单病种付费制度，创新实施 10 个常见手术病种上下级医院"同病同报销总额"政策。

3. 强化基层用药保障功能。

建立医联（共）体药品、耗材统购统配机制，按要求落实中选药品医保基金预付工作，合理满足基层用药需求。

三、主要成效

（一）居民满意，医疗资源更加优质可及

通过分级诊疗和医联（共）体制度建设，蚌埠市基层医疗卫生服务能力不断提高、可及性显著增强。加之医保政策引导，使更多居民自愿将首诊定位在基层。由此实现了居民以较低医疗服务价格、较高医保报销比例在社区或乡镇医疗卫生机构享受优质、高效、连续性医疗服务的期盼，全市居民切实感受到分级诊疗和医改红利。2016—2020 年全市患者门（急）诊次均费用呈先上升后下降趋势，住院次均费用呈缓慢上升趋势，药、耗占比呈逐年下降趋势（表1）。据市卫生健康委统计，2020 年全市患者医疗服务满意度达95.6%。

表 1　蚌埠市医疗服务费用相关指标变化情况

	2016 年	2017 年	2018 年	2019 年	2020 年
门诊患者次均费用 / 元	141.4	160.2	168.1	162.2	151.6
住院患者次均费用 / 元	76.2	78.1	79.3	79.1	83.1
医疗服务药占比 /%	33.9	30.2	29.0	28.7	26.9
医疗服务耗占比 /%	21.8	21.8	21.3	21.2	20.2

（二）医院满意，质量效益发展稳步提升

蚌埠市持续推进优质医疗资源、优秀医护人员"双下沉"和基层人才培养工作，有效提升了基层诊疗能力。同时由政府牵头推动"三医联动"改革，打通相关政策壁垒，基本构建了优势互补、互利共赢、可持续发展的医疗供需格局。既发挥城市三级医院医疗资源引领作用，也较好化解基层医疗机构设备、人才和技术短缺问题，初步实现辖区内医疗卫生资源的合理调配。2016—2020年全市基层执业（助理）医师数、基层临床路径病种数、基层诊疗量占比均实现较快增长，全市基层医疗卫生机构收入、基层医务人员年平均收入稳步提高（表2），基层服务实现诊疗能力和效率效益"双提升"。

表2　蚌埠市基层医疗服务质效相关指标变化情况

	2016 年	2017 年	2018 年	2019 年	2020 年
基层执业(助理)医师数 / 百人	18.54	20.42	21.27	24.51	34.49
基层临床路径病种数 / 个	18	22	32	40	52
基层诊疗量占比 /%	56.42	58.38	60.03	61.33	66.44
基层医疗卫生机构收入 / 亿元	8.6	9.9	10.3	10.6	11.2
基层医务人员平均收入 / 万元	7.0	7.8	7.9	8.4	8.2

（三）政府满意，分级诊疗格局初步形成

"十三五"期间蚌埠市分级诊疗和医联（共）体建设取得阶段性成效，医疗秩序实现优化。自 2017 年分批开展医联（共）体试点工作以来，全市双向转诊人次数逐年增加。2016—2020 年全市重点人群家庭医生签约率、居民两周患病基层首诊率、县域内就诊率均实现较快增长，基层医疗机构网底作用明显增强（表3）。2016—2020 年市属公立医院门（急）诊人次增速放缓，手术人次、三四级手术完成率稳步提升，城市三级医院急危重症和疑难复杂疾病诊疗功能逐步回归（表4）。

表3　蚌埠市基层医疗相关指标变化情况

	2016 年	2017 年	2018 年	2019 年	2020 年
重点人群家庭医生签约率 /%	38.0	65.3	71.3	72.3	73.8
居民两周患病基层首诊率 /%	68.6	70.2	71.9	72.3	75.0
县域内就诊率 /%	78.9	80.5	81.6	83.0	83.3

表4　蚌埠市市属公立医院相关指标变化情况

	2016 年	2017 年	2018 年	2019 年	2020 年
市属公立医院门(急)诊人次 / 十万人次	48.2	59.6	66.6	69.4	71.5
市属公立医院手术人次 / 千人次	75.5	86.3	92.4	95.9	118.1
市属公立医院三四级手术完成率 /%	40.1	45.6	48.1	51.2	57.9

四、 启示与建议

（一）政府牵头推动，确保落地见效

强调政府领导。

把分级诊疗列为市委全面深化改革的重要内容，将其从单一的卫健部门牵头负责提升至政府层面统筹推进。形成高规格领导机制，有效发挥市域政府在改革中的宏观引领作用。二是注重督办落实。将分级诊疗和医联（共）体建设纳入党政机关目标管理考核清单，市政府与相关部门、区县政府签订年度目标责任书，压实"一把手"主体责任。市内各区县、单位主要领导以一周一调度、一月一分析、一季一突破、一年一评估的"四个一"方式推进重点工作，确保具体任务落实和改革目标落地。三是加强部门协同。健全多部门协调工作机制，着力破除与分级诊疗和医联（共）体相关的人事管理、财政投入、医保支付等行政分工壁垒，提高政策执行力度和跨部门协作效率。

（二）科学有序推进，避免跑马圈地

1. 坚持计划先行。

将医联（共）体建设作为实现分级诊疗的重要路径，依据国家和安徽省深化医改方针，在充分调研论证的基础上，制定出台蚌埠市《关于建立分级诊疗制度的实施意见》和《城市医联（共）体建设实施方案》。根据市内医疗资源结构特点，以分区包段为原则，以业务相关、优势互补、双向选择、持续发展为要求，构建与经济社会发展水平相适应、与居民医疗服务需求相匹配的医联（共）体发展框架，合理划定医联（共）体网格化布局。

2. 分步规范落实。

严格基于实施方案和发展框架，在全市范围内分阶段、分步骤、分区域开展多种形式的紧密型医联（共）体试点。对全市分级诊疗和医联（共）体工作进行统一规划、统一部署、统一管理，有效避免跨区域组建城市医联体或县域医共体，防止牵头医院抢占资源、无序竞争。

（三）三医联动并行，形成改革合力

1. 坚持"三医"齐抓共管。

在政府主导下，坚持医疗、医保、医药"三医联动"改革，初步构建了卫健、医保及药监部门之间沟通顺畅、衔接有效的分工协作模式，为医疗机构间实现资源流动和双向转诊扫除障碍，形成优质医疗资源上下贯通的良好渠道。

2. 增强医保调节力度。

发挥医保对医疗、医药资源配置与使用的核心杠杆作用，以医联（共）体为调节对象，分别实行医联体内基层医疗机构不受医保定额预算限制政策和医共体内医保基金包干分配、结余留用激励约束政策，提高医保基金控费效能。以患者为调节对象，分类理顺不同级别医疗机构间医疗服务项目比价关系，调整患者医疗费用差异化报销比例，引导参保人员有序合理就医。

3. 优化药品供应保障。

通过招标采购制度改革，缓解药品价格虚高问题，减轻患者用药负担。重点打通基层药物供应梗阻，对医联（共）体内药品实行统一采供管理，基本解决了双向转诊和慢性病患者社区延续治疗问题，将更多小病、慢性病患者留在基层。

（四）特色措施助力，盘活医疗资源

1. 打破人才流动瓶颈。

在医联（共）体内推行医护人员下沉政策，在薪酬待遇、职称聘任、人事调用等方面对优秀下派人员进行倾斜，调动城市医护人员基层服务积极性，构建市内不同级别医疗机构人才资源共享、人才优势互补、专科人才共同发展的新局面。

2. 健全利益共享机制。

探索建立医联（共）体内部管理机制、分工协作机制和运行激励机制，明确规定牵头医院与成员单位责任、权利和义务关系。通过推动"人、财、物统一管理"及"结余收益共享"两项核心政策落地，逐步将医联（共）体建成统一联通、分工协作、风险分担的利益共同体。促进医联（共）体持续健康发展，保障分级诊疗工作有序推进。

（韩光曙　南京大学医学院附属鼓楼医院）

多措并举推动分级诊疗
制度建设

——福建省分级诊疗制度建设经验

"十三五"期间,福建省认真贯彻落实《国务院办公厅关于推进分级诊疗制度建设的指导意见》,从加强顶层设计、优化分级诊疗服务体系、推进医联体建设、建立健全分级诊疗保障机制等方面持续发力,推动福建省分级诊疗制度建设取得阶段性成效。

一、主要做法和成效

(一)加强顶层设计,统筹推进制度建设

为系统推进分级诊疗工作,福建省委、省政府出台了《关于推进分级诊疗制度建设的实施意见》《关于进一步深化基层医药卫生体制综合改革的意见(试行)》《福建省推进医疗联合体建设和发展实施方案》《关于深化"三医联动"改革的实施意见》和《关于全面推广"三明经验"深化医药卫生体制改革的意见》及配套文件等一系列政策文件,从分级诊疗体系建设、医联体建设、医药卫生机制体制改革等方面,系统稳步推进分级诊疗制度建设。

(二)优化资源配置,完善分级诊疗服务体系

1. 优化结构布局,促进医疗资源均衡配置。

按照省委、省政府的闽东北、闽西南协同发展战略规划,不断优化医疗资源的区域布局,强化全省医疗卫生服务体系规划的刚性约束,对各级医疗卫生机构的数量、规模及布局等进行优化调整,严格控制省市级公立医院单体规模,加快紧缺专科医院、县级公立医院和社会办医发展。截至 2020 年底,每

个设区市均有 1 家以上的三甲综合医院，超过 30 万人的县（市）均有 1 家二甲及以上综合医院，全省县级公立医院床位数达 5.9 万张，比 2015 年增长 21.3%，增幅明显高于同期省市级医院（11.2%、11.6%），医疗资源配置更趋合理。

2. 打造医疗高地，力促实现"大病不出省"。

在国家卫生健康委和福建省省委省政府的大力支持下，推进国家区域医疗中心建设和医疗"创双高"建设（即高水平医院和高水平临床专科建设），中国医学科学院北京协和医院、上海交通大学医学院附属瑞金医院和复旦大学附属华山医院等 3 家国家级高水平医院分别与福建省立医院、福建医科大学附属协和医院及第一医院"一对一"合作共建。继复旦大学附属中山医院厦门医院、复旦大学附属华山医院福建医院列入国家首批区域医疗中心试点项目后，上海儿童医学中心福建医院、上海市第六人民医院福建医院、复旦大学附属儿科医院厦门医院和四川大学华西厦门医院列入第二批区域医疗中心试点项目。在泉州、莆田、三明、龙岩启动省级区域医疗中心建设。同时，福建省省儿童医院、复旦大学附属华山医院福建医院等建成投用，加快补齐薄弱专科和城市新区医疗短板。

3. 提升县级公立医院综合能力，有效落实县医院的"龙头"辐射带动作用。

结合世行贷款医改促进项目的落地实施，总额达 3.1 亿美元的贷款资金基本投向县域，省级财政配套资金累计约 7.58 亿元。一是支持 69 个设有公立医院的县（市、区）依托县级医院建设县域消毒供应、心电诊断、影像诊断、临床检验、病理检查、远程会诊"六大中心"，辐射服务县域各级各类医疗机构。截至 2020 年底，累计为基层提供服务 120 万人次。二是组织开展县医院医疗服务能力基本标准和推荐标准达标建设。2020 年福建省县级医院医疗服务能力基本标准和推荐标准的达标率均排名全国第 8 位，31 家县级综合医院达到推荐标准。三是细化激励措施，引导县级医务人员下沉基层。为促进人力资源均衡下沉，福建省政策明确规定，医联体内卫生技术人员和管理人员到下级医院、基层医疗卫生机构服务（含远程医疗服务、家庭医生签约指导等）获得的报酬不纳入医院绩效工资总额管理。各地也结合实际进行积极探索，有的建立县级医院医生定期下乡驻村制度，有的将县级医院医生下基层情况与其绩效工资、职称评聘、评先评优等挂钩，有的细化下派人员奖励性绩效分配、补助标准。

4. 提升基层医疗卫生服务能力，筑牢基层网底。

（1）推进基层医疗卫生机构标准化建设和乡村卫生服务一体化管理，开展基层医疗卫生服务能力提升年和"优质服务基层行"等活动。截至2020年底，全省达到国家基层医疗卫生机构基本标准和推荐标准的基层医疗卫生机构分别有331家和50家，福建省连续两年在国家卫生健康委"优质服务基层行"活动现场复核中排名前列（2020年排名第1）。全省规划设置一体化村卫生室11 919所，完成标准化村卫生所建设11 063所，占规划设置的93%，累计财政投入7.4亿元。全省有11 752所村卫生所纳入医保定点，2 201个贫困村实现了医保"村村通"和"就近通"。

（2）做实基本公共卫生服务。在基本公共卫生服务项目省级监测评价中，委托第三方电话调查机构，增加了调查的样本机构、样本档案数量，将群众的感受和满意度作为绩效评价的重要参考指标。会同省财政厅联合印发基本公共卫生项目监测结果应用的通知，将结果与经费挂钩，引导各地持续提升基本公共卫生服务内涵建设。2020年底，全省高血压患者和糖尿病患者规范管理率分别为79.43%、79.42%。

（3）提升基层中医药服务。持续推进基层中医馆建设，截至目前，全省889家基层医疗机构设立了中医馆，覆盖率达80.9%。通过遴选270名基层中医药专家以师承方式为基层培养581名中医药临床人才，每年开展乡村医生中医药常见病、多发病防治等基本知识技能方面的培训。遴选一批适合基层的中医药适宜技术加以推广，不断满足城乡居民对中医药医疗保健服务需求。

（4）拓展特色专科服务。各基层医疗卫生机构结合本地需求打造特色专科，涵盖了消化科、骨科、妇产科、康复科、肛肠科、血透、精神专科等领域。如，福州市连江县晓澳镇卫生院打造消化专科特色，每年电子胃镜开展近6 000例，接近省市级医院水平；福州市闽侯县祥谦镇中心卫生院邻近福厦高速公路，重点打造骨科特色；福州市鼓楼区五凤街道湖前社区卫生服务中心在省第二人民医院医联体牵头医院的支持下开设胃肠道早期肿瘤筛查门诊；龙岩市长汀县各乡镇卫生院打造"一院一品"等，满足当地群众就近医疗服务。

（三）推进医联体建设，探索构建整合型医疗服务体系

1. 重点推进县域紧密型医共体建设。

2017 年底，在全省各设区市分别选择 1～2 个县市开展医共体建设试点。2018 年，以世行贷款医改促进项目为契机，总结推广三明经验，将医共体试点扩大到全省 41 个县域。2019 年，省卫生健康委等 5 个部门制定出台《关于印发推进紧密型县域医疗卫生共同体建设实施方案的通知》，从四个方面提出 18 项重点工作任务，进一步明确福建省医共体建设的原则、路径和目标。2020 年，全省医共体试点扩大到 60 个县域，实现县域全覆盖。

2. 积极探索城市医疗集团、专科联盟等多种形式医联体建设。

福州、厦门、泉州、三明作为国家卫生健康委首批城市医联体试点城市稳步推进试点工作，探索开展网格化建设城市医联体。省市三级医院以优势专科和特色专科为支撑，积极牵头组建区域性专科联盟，辐射带动专业区域同质化建设与发展。据统计，全省共组建城市医疗集团 20 个、专科联盟 120 个、远程医疗协作网 69 个；医联体覆盖公立医疗机构数 1 156 个，其中三级医院 71 个、二级医院 146 个、社区卫生服务中心 212 个、乡镇卫生院 727 个。

（四）做实家庭医生签约，推动建立双向转诊通道

1. 建立完善家庭医生签约服务政策。

推广厦门市"三师共管"、三明市慢性病分级分类分标管理等签约服务机制，明确签约服务费由医保基金、基本公共卫生服务经费和签约居民个人缴费三个部分组成。在福州、厦门、三明、龙岩、宁德等地开展 2 型糖尿病一体化管理试点，在 10 个县开展高血压防治综合管理试点。三明市探索建立慢性病一体化管理绩效考核机制，2020 年在医保打包基金中安排 5 000 万元作为考核奖励资金，有效调动医疗机构做实做细签约服务的积极性。截至 2020 年底，全省已组建 8 970 个家庭医生签约团队，签约常住人口 1 319.21 万人，其中重点人群 752.51 万人，签约覆盖率稳定在 60% 以上。厦门市居民在签约基层医

疗机构的首诊意愿达 89.46%，对签约机构的综合满意度达 95.22%。

2. 推动建立双向转诊通道。

结合医联体建设、对口帮扶等工作，二、三级医院与下级医院畅通双向转诊通道，预留一定号源用于下级医疗机构转诊患者，对下级医院转诊患者提供优先挂号、优先检查、优先住院服务。全省医疗机构双向转诊患者人次数实现逐年增长，二、三级公立医院向基层医疗卫生机构转诊人次由 2015 年 1.18 万人次增长至 2019 年 134.15 万人次，基层医疗卫生机构向二、三级医院转诊人次由 2015 年 7.48 万人次增长至 87.58 万人次。

（五）完善配套政策，强化分级诊疗体系支撑

1. 加快全民健康信息化建设。

围绕"智能管理、技术协同、便民惠民"原则，按照国家"4631-2"信息化建设框架，坚持"统一规划、统一标准、统一设计、统一部署、统一实施"的"五统一"建设思路，加快建设统一权威、互联互通的全民健康信息平台。建立由省到村的五级卫生健康专网，网络覆盖全省各级卫生健康行政部门、公立医疗机构和 50% 以上的民营医院，并延伸至 1.6 万个村卫生室，26 家互联网医院上线运行。初步完成全员人口信息、电子健康档案和电子病历三大数据库建设，目前累计存储居民健康档案、电子病历、家庭医生签约等各类数据约 6.39 亿份，实现全省诊疗基本记录、健康档案跨区域、跨机构共享调阅。统筹实施世行贷款医改促进信息化项目，截至目前，全省县域普遍可开展以远程影像和远程心电诊断等远程医疗服务，远程医疗服务覆盖基层医疗卫生机构 905 家，覆盖率达 84.7%。

2. 强化医疗卫生人才队伍建设。

（1）"增总量"，深化医教协同，拓展高效临床医学、预防医学招生规模，加大临床类别全科医生培训力度。2020 年全省每万人口全科医生达 2.44 人，比 2015 年增长 82.1%。

（2）突出"强基层"，按照"本土化、直通车"等思路，面向县级医院和乡镇卫生院培养医学定向生，落实职称评定基层倾斜等政策，执业医师和注册护士在基层执业比例达 32.26%，比 2015 年提高 3.17 个百分点。对实行一体化管理村卫生室的乡村医生实行"乡管村用"，由乡镇卫生院统一招聘安排，作为乡镇卫生院编外合同人员，按有关规定落实"五险一金"等待遇，同时享受乡村医生补助政策。为进一步充实稳定基层卫生力量，省人社厅联合省卫生健康委等5部门于2021年制定出台《关于充实基层卫生力量稳定医护人员队伍九条措施》，从用编、招聘、人才引进、职称评定、人才培养、收入分配、评价、关爱保障等方面提出一系列措施。

3. 推进"三医联动"改革

（1）改革医保支付方式。针对不同疾病特点，推行按疾病诊断相关分组（DRGs）、按病种、按床日等复合式收付费改革。全省按病种收付费的病种增至1 000个，其中县级公立医院覆盖出院人数占比达58.73%；在三明先行试点基础上，首批省市3家医院（福建医科大学附属协和医院、福州市第一医院、厦门大学附属第一医院）按疾病诊断相关分组（DRGs）收付费改革已落地实施，第二批试点医院持续推进模拟试运行。同时，结合医疗供给侧改革实际，探索医共体打包、区域点数法等付费方式，在县域医共体试行医保总额付费改革，探索建立"结余留用，合理超支分担"机制，引导各成员单位积极控费，促进医疗保险向健康保障转化，推动实现百姓健康、医保基金"双安全"。

（2）健全价格调整机制。按照"腾空间、调结构、保衔接"的思路，在药品（耗材）"零差率"改革基本实现价格平移基础上，实行医疗服务价格调整、医保支付、财政补助等政策同步出台、同步实施，基本实现群众负担不增加、医保资金运行平稳和医院收入得到合理补偿。采取差别化的价格政策，拉开不同层级、不同等级医院，不同难易程度和不同诊疗水平医生的诊疗服务间的价格差距，引导患者分流就诊。完善"互联网＋诊疗服务"收费政策，细化出台远程会诊、远程诊断、互联网医院复诊诊查费等29个收费项目、标准和相关医保支付政策。

4. 加强分级诊疗工作评估考核。

为推动各地政府重视分级诊疗工作，落实分级诊疗工作各项指标，根据年度工作重点，将分级诊疗有关工作考核指标纳入设区市政府绩效考核指标体系和综合医改监测考核指标，将考核结果与政府绩效、考核奖励等工作挂钩，从政府层面加强组织领导，协调卫健、医保、人社、财政、发改等部门一齐发力，推动分级诊疗工作有序推进。

二、 存在问题

（一）医疗卫生资源补短板任务还很艰巨

1. 优质医疗资源总量不足，省、市、县三级医疗服务体系的龙头医院还不够强。

2. 优质医疗资源布局不够合理，主要分布在福州、厦门、泉州等城市。

3. 县域服务能力仍需持续提升，尤其是闽西北部分山区县的县级医院综合救治能力不强。基层医疗卫生机构基本医疗服务能力弱，普遍存在医学紧缺人才引进难、招聘难等问题。

（二）医疗联合体建设有待强化

1. 城市医联体推进步伐较慢。

一方面城市医疗服务体系不够完善，布局不合理，比如，城市优质医疗资源集中分布在老城区，部分城区没有二级医院（市级医院）；另一方面，城市医联体组建涉及市、区两级医疗机构，省会城市还涉及省级医院，协调面多，推进难度大。

2. 紧密型医共体的利益共同体机制推进难度大。

紧密型医联体整合涉及政府、医管委、卫生、人事、财政、医保等多个部门，需要各方紧密配合，理顺各方权责。医共体内各成员单位间分工协作、利益风险分担机制也不够健全。

（三）"三医联动"改革的协同性有待提高

福建省大多城市医联体和部分县域医共体的医保基金打包付费谈判会商和合理超支分担机制尚未建立。例如，有些县年度医保资金测算不合理打包总额不足；有些县域医保部门与医共体间尚未建立县域外转患者的病情、费用等信息共享机制，医共体对县域外医保资金使用缺乏有效管控抓手；部分医共体内部精细化管理经验不足等，导致医保资金出现年度超支。

（四）信息化建设有待提速

信息化区域发展不平衡，基层医疗机构发展相对滞后，影响了患者健康信息在不同级别医疗机构间的有效共享。

三、 下一步建议

（一）持续构建优质高效的医疗服务体系

推进国家级和省级区域医疗中心建设，实施新一轮医疗"创双高"，扩充优质医疗资源，尽快实现"大病不出省"。深化城市医联体和县域医共体建设，加快形成市、县、乡、村四级联动的整合型卫生健康服务体系；推进乡镇卫生院和村卫生室标准化建设，不断夯实分级诊疗基础。结合国家"千县工程"工作方案持续加强实施县域医共体能力提升项目，补齐县医院医疗服务能力和管理能力短板，指导各地加快建立医共体利益共享机制，推动形成资源下沉常态化机制。

（二）持续深化"三医联动"改革

建立稳定可持续的基本医保筹资机制，逐步提高城乡居民医保人均筹资标准。推进职工医保省级统筹，尽快实现医保制度政策统一、规范标准统一、管理服务一体。出台医疗服务价格动态调整指导性文件，明确价格调整触发机制。扩大DRGs收付费改革范围，完善县域医共体医保打包付费。完善公立医院管理运行机制，深化薪酬制度改革，推行检查检验结果互认、互联网诊疗等服务，提升群众就医满意度与获得感。

（三）强化人才与信息化支撑

实施"四个一批"人才项目，加强高层次人才队伍建设；合理扩大省内医学院校招生规模，加大基层医疗人才培养力度；提高每万名常住人口拥有全科医生数量。同时积极推进信息化建设，促进信息汇聚共享，加快实现"三医联动一张网"等功能。

（福建省卫生健康委）

打造健康管理闭环
赋能健康守门人

——福建省厦门市分级诊疗制度建设经验

厦门市以"强基层、建机制、促健康"为工作原则，以慢性病为切入点，以健康医疗大数据应用和卫生信息化手段为支撑，基于三级医院专科医师、基层医疗卫生机构全科医师和健康管理师创设具有厦门特色的"三师共管"服务模式，建立起不同层级医疗机构的上下联动，构建科学、合理、分工协作式的诊疗服务体系，基本形成职级适配、分工明确、转诊流畅、自我运行的分级诊疗机制，实现"急病上医院，慢病下社区；确诊到医院，监测在社区；手术上医院，康复回社区；专科上医院，全科在社区"的高质量、闭环式医疗服务。

一、 改革背景

厦门市地处我国东南沿海，是由岛内（思明区、湖里区）与岛外（集美区、海沧区、翔安区和同安区）组成的岛屿城市，常住人口 518 万人，城镇化率 89.41%。

作为首批分级诊疗改革试点城市之一，厦门市在改革前也和国内大多数地市一样，居民"看病难、看病贵"问题较突出，具体表现为：一是医疗资源供需矛盾紧张。一方面三级医院普通门诊中常见病、慢性病患者门诊就诊比例高（约 80%），约 1/3 是单纯续方开药患者，造成三级医院医疗资源浪费；另一方面，外地来厦患者占比高，三级综合医院外地住院患者占比约 40%，优质专科医院外地患者占比高达 70%。二是慢性疾病负担重。随着经济发展水平的提高和疾病谱的改变，慢性病发病率逐年增加，防治形势严峻，若不积极防治，一旦发生并发症和合并症，医疗费用呈现"井喷现象"，给社会及家庭带来灾难性后果。三是三级医院对患者、医疗资源"双虹吸效应"突出，基层基本医疗服务职能萎缩、弱化。

在此背景下，厦门市旨在通过分级诊疗改革构建"职级适配、质价相当"诊疗服务体系和慢性病"医防融合"的规范化管理和体系化防治模式，撬动大医院、基层医疗卫生机构内生改革的动力，提高基层医疗卫生服务能力，推动优质医疗资源和患者向基层"双下沉"，以实现医疗资源的合理有效配置，规范有序就医，为人民群众提供医疗、保健、康复等全方位全周期健康服务（图1）。

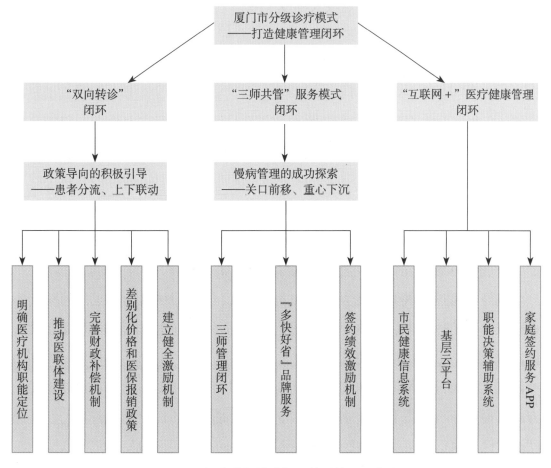

图1　厦门市分级诊疗闭环管理体系示意图

二、 主要做法

（一）完善双向转诊闭环，促进上下联动

1. 明确诊疗服务体系的功能定位，优化区域医疗资源。

厦门市在不同层级医疗机构间建立目标明确、权责清晰的分工协作机制，旨在构建"小病在基层、大病到医院、康复回基层"的就医格局，促进"患者分流、上下联动"的双向转诊闭环式管理局面形成。

（1）减量提质，力促公立医院高质量转型发展。厦门市大力推进远程会诊、院士指导平台、"双主任"聘任制、医学人文建设、争创"领先学科"等工作，使公立医院明确自身功能定位，转型发展从"走量"转变为"求精"，提高优势学科含金量，以内涵建设全面提升技术水平和服务能力。大医院慢性病、常见病为主的普通门诊量较大幅度下降，急慢分开，长期人满为患的状态明显缓解，三级医院逐步回归到以提供危重急症和疑难病症诊疗服务为主。

（2）内培外引，提升基层医疗机构服务能力。一方面加强基层全科人才的培养、引进和使用，提高全科医生地位和待遇，基层医疗卫生机构医护人员职称评审、职级晋升在全市卫生系统中实行单列。大医院选拔专家协助基层医疗机构提升医疗质量与安全管理水平，让居民在基层医疗机构就医质量可控、安全规范。另一方面将三级医院医生职称晋升和下社区相挂钩，同时对专科医师下社区培训、带教给予专项补助。大医院积极开展人员下派、业务指导等多种帮扶，通过"传、帮、带"，全面带动基层医务人员诊疗服务能力和水平的提升。

2. 推动医联体建设，促进优质医疗资源下沉。

厦门市通过医联体实现大医院"人才下沉、资源下沉"，积极完善医疗体系区域分工协作机制，岛内15家社区卫生服务中心与3家三甲医院建立紧密型协作机制，采取"院办院管"方式，由大医院设置社区部专门管理；岛外4个区建立三级医院与基层医疗卫生机构长期对口帮扶机制，采取"区办区管"方式，通过开展人员下派、业务指导等，有效促进优质医疗资源共享，使居民就近就医，家门口享受到大医院同质化服务。同时组建区域专病防治联盟，市心血管病医院启动"全市覆盖区域协同胸痛急救网络"，联合全市三级医院、

二级医院及基层医疗机构，实现全市医院胸痛急救网络全覆盖；厦门市儿童医院牵头成立厦漳泉儿科医联体，打造区域性儿科医疗中心，在医疗质量管理、人员培训、学术交流、信息互通互联、绿色转诊通道等方面开展同质管理，切实提升区域内儿科服务能力。

3. 完善财政对医疗卫生机构的补偿机制，助力分级诊疗。

（1）完善财政对公立医院的补偿机制，调动下转积极性。面对公立医院可能存在的抵制情绪，厦门市通过调整财政补助方式，注重调动公立医院的积极性。一是在全市取消药品加成、实行药品零差率的情况下，提高技术劳务价值高的项目价格，如手术；二是改变大医院过度依靠和追求门诊规模的经营模式，财政对公立医院的运营补助从依据门诊量和住院日等调整为依据急诊人次和出院人次，取消了门诊的定额补助，将基本建设、学科建设、设备购置、承担公共卫生任务作为专项补助由财政全额承担，有效落实政府办医责任；三是对三级医院专家在社区承担的门诊服务、临床带教和"三师共管"任务给予财政补贴等。

（2）加大财政对基层医疗机构的投入，增强基层能力。为实现强基层，厦门市对公立医疗机构实行差别化补助政策，对基层医疗机构的财政保障力度远高于三级医院。例如2021年，市财政安排全市39家基层医疗卫生机构建设发展经费超过5亿元。2012年以来，厦门市实施基层医疗卫生机构提升改造和设备配置工程，升级基层"三大件"配置标准，DR、彩超、生化分析仪配置性能标准和三级医院接轨，保证检查结果基层医疗机构与医院同质。

4. 实行差别化价格和医保报销政策，引导基层就诊。

2015年以来，厦门市以"重技术、重劳务、轻设备"为导向，开展医疗服务价格结构性调整，横向调整同级医疗机构医疗服务项目间价格，纵向拉开不同等级医疗机构间医疗服务项目价格，形成厦门市医疗服务分级诊疗价格体系，吸引居民优先选择基层就诊，有效解决了大医院人满为患问题；优化不同等级医疗机构的报销比例，参保对象在基层医疗卫生机构门诊就医发生的医疗费，由社会统筹基金报销500元，在基层门诊就诊报销比例较三级医院约高20个百分点，以强化差异化医保报销政策的引导作用，促进形成合理就医流向，助推分级诊疗；基层使用国家基本药物目录的同时，允许使用基本医保药物目录的药品，基层常用药和大医院上下对齐，用药品种和三级医院一致；延长一次性处方用量，慢性病酌情可开具 4～12 周用药，保证了居民在家门口看病拿药的需求；签约家庭医生的参保人员在基层医疗卫生机构或医保定点门诊部就医，门诊医疗费不设起付标准，由家庭医生推荐转诊的，住院医疗费不设二次及以上起付标准。

5. 建立健全激励机制，强化分级诊疗绩效考核。

厦门市进一步完善基层医疗卫生机构考核激励机制，落实"两个允许"政策，基层医疗卫生机构在完成国家基本公共卫生、基本医疗任务及执行绩效工资制度的同时，经考核，公卫结余和医疗收入按规定扣除支出后的结余可用于人员激励，提高了基层工作的积极性。每年不断完善考核指标体系，将有序诊疗、重点人群管理、普通签约居民管理、慢性病患者管理质量、医保管理、签约服务知晓率和满意度等纳入考核体系，并请第三方定期进行签约服务满意度评测，激励与考核挂钩，保证基层服务质量。

（二）创设"三师共管"服务模式闭环，保障居民健康

1. 以慢性病为切入点，创设"三师共管"服务模式。

厦门市以患者健康需求为导向，以慢性病为切入点，创设"三师共管"分级诊疗服务模式闭环（图 2），由专科医师负责提供医疗和指导服务，对患者做出专业化诊断、制订个体化治疗方案、安排患者接受社区服务管理，并定期到社区巡诊，指导全科医生提高诊疗能力；全科医师负责为患者提供连续性、整体化、长期负责的预防保健、康复治疗和健康照护，执行专科医生的诊疗方案，掌握病情变化，将病情控制不佳的患者情况及时反馈专科医生，逐步使患者病情得到控制，必要时予以转诊；健康管理师负责提供健康检测、分析评估、健康指导和危险因素干预等辅助服务，开展患者日常随访，给予个体化的健康教育，指导患者日常自我管理，及时反馈病情变化，安排双向转诊等事宜。"三师共管"模式从专科医院到基层医疗机构再到日常的健康管理，形成了一整套完整、闭合的诊疗服务模式，打破了不同层级医疗机构的服务界限，实现上下联动及转诊服务、业务协同和信息共享，"关口前移，重心下沉"，更好地整合了服务资源，有效推进分级诊疗制度。

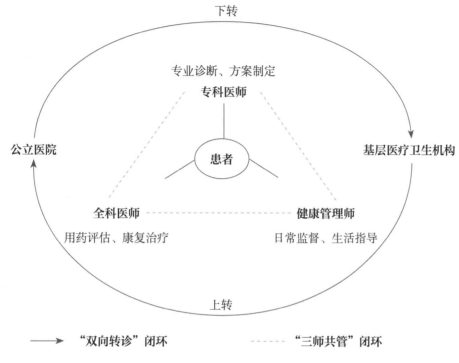

图 2　厦门市双向转诊、三师共管服务模式闭环示意图

2. 以家庭医生签约服务为抓手，提升居民认同感获得感

2016 年 8 月厦门市多部门联合下发《厦门市家庭医生基层签约服务实施方案（试行）》，为居民提供"多快好省"签约品牌服务，同时积极调动工作人员的积极性，形成了居民主动踊跃签约、基层乐意服务的双赢局面。

一是打造"多快好省"品牌服务。精心设计签约服务配套政策，让签约居民享受"多快好省"的品牌服务："多"即数量多，慢性病签约对象可酌情一次开具 4 ~ 12 周的长处方药，社区用药与三级医院保持一致，使签约患者不必因配药而频繁挂号和往返医疗机构就诊；"快"即速度快，设立方便快捷的绿色通道转诊，可帮助签约居民提前 3 天或优先预约大医院专家门诊，转诊方便；"好"即服务好，为签约居民设置独立诊疗服务区和专属收费结算处，提供团队个性化健康管理和慢性病精细化管理服务，提升签约居民的就医体验；"省"即花费省，签约居民基层门诊就医减免 500 元医保起付线，由家庭医生推荐转诊的减免二次及以上住院起付标准（150～500元不等）。

二是建立签约绩效激励机制。厦门市签约服务费按每人每年120元的标准确定，医保基金、基本公共卫生服务经费和签约居民个人分别承担70元、30元、20元，服务费主要用于激励签约服务团队，鼓励家庭医生通过提供优质签约服务等方式合理提高团队收入水平，较好地调动了基层医疗卫生机构和医务人员的积极性，形成"基层医务人员有效激励-服务水平提高-居民信任提升-基层诊疗量增加"的良性循环。

（三）构建"互联网＋"医疗健康管理闭环，提高服务管理效率

厦门市分级诊疗模式的有效推进，还得益于厦门市健康医疗大数据应用和卫生信息化的建设。厦门市依托市民健康信息系统、基层云平台、智能决策辅助系统等构建"互联网＋"医疗健康管理闭环，有利于全方位打通医疗健康体系各大"堵点"，推动各层级医疗卫生机构的数据共享，提高医疗服务管理效率。

1. 建成厦门市民健康信息系统。

基于健康档案的区域医疗卫生信息平台，厦门市搭建统一的覆盖不同层级医疗卫生机构的数据中心，实现各级医疗机构之间互联互通，有效支撑医院与基层医疗机构之间的双向转诊、信息共享、技术支持等，同时构建患者全息化诊疗康复管理信息链和区域一体化的医疗协同信息链。

2. 搭建基层云平台。

厦门市建立慢性病登记信息化报告制度，构建专业公共卫生机构与医院、基层医疗卫生机构之间的信息共享与互联互通机制。利用基层云平台对慢性病患者进行分标管理，同时对接现有智能设备，对居民健康数据持续监测，医生基于健康数据提供精细化服务，及时有效地进行干预和治疗，构筑"社区疾病筛查＋医院诊疗＋社区康复"的闭环健康管理平台。

3. 研发智能决策辅助系统。

厦门市基于临床指南设计"糖尿病临床决策支持系统"；全市39家基层医疗机构接入儿科电子病历系统，通过人工智能技术辅助，提高社区全科医师的诊疗水平；在全市39家基层医疗机构上线合理用药系统，开展处方点评和不合理用药分析，提高基层药品使用管理工作的效率和服务水平。

4. 建立家庭签约服务 APP。

基于医疗健康大数据建立"家庭医生签约"系统、手机 APP"厦门 i 健康"，搭建医生与居民互动交流管理平台，签约居民可以在线享受到健康咨询、预约转诊、慢性病随访、健康管理等服务。

三、 主要成效

（一）合理就医秩序逐步形成

厦门市通过建立和完善分级诊疗制度，合理借助家庭医生全科服务能力，有效帮助缺乏专业知识的患者提升合理选择医疗机构就医的行为能力，厦门市大医院慢性病为主的普通门诊量较大幅度下降，三级医院逐步回归到以提供危重急症和疑难病症诊疗服务为主，基层医疗卫生机构门诊量大幅上升。如 2020 年厦门市社区卫生服务中心和乡镇卫生院门诊量占全市总门诊量的比例从 2016 年的 19.4% 增加到 30.7%（图 3），医院的门诊量占比从 2016 年的 51.8% 下降到 46.1%，居民在签约基层医疗机构的首诊意愿达 86.89%，基层慢性病门诊占比超过 75%。

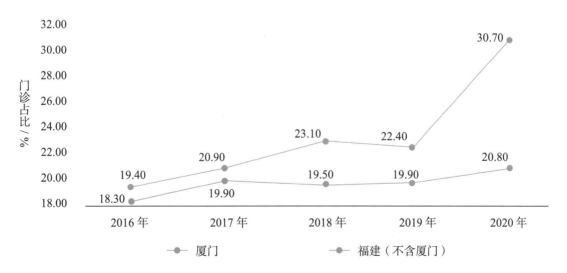

图 3　福建省及厦门市社区卫生服务中心、乡镇卫生院门诊量占比

（二）慢性病健康管理效果明显

经过近几年分级诊疗和家庭医生签约服务工作，厦门市目前高血压、糖尿病等慢性病管理已基本趋于精细化，更多的工作由基层的全科医生、健康管理师完成，"三师共管"模式已融合在日常家庭医生签约服务和基本公共卫生服务中。2020 年厦门市高血压、糖尿病规范管理率分别为 81.11% 和 81.33%，高于全省的平均水平（79.43% 和 79.42%）；近年来高血压管理人群血压控制率和糖尿病管理人群血糖控制率稳步提高（图 4）。

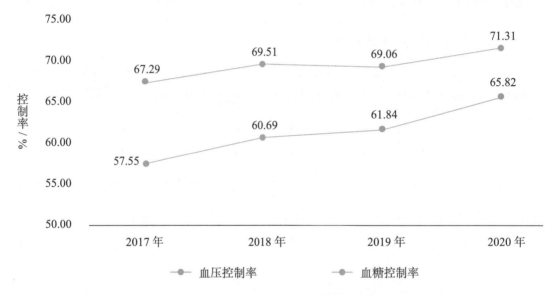

图 4　2017—2020 年厦门市高血压、糖尿病患者血压、血糖控制率

（三）主要卫生健康评价指标保持良好水平

厦门市居民平均期望寿命达到 81.04 岁（2019 年全国 77.3 岁），孕产妇死亡率 3.65/10 万（2020 年全国 16.9/10 万），婴儿死亡率 1.9‰（2020 年全国 5.4‰），居民健康素养水平达 29.6%；总医疗床位 24 955 张，千人均床位数 4.83 张，拥有 3 个国家区域医疗中心、1 个委省共建国家心血管病区域医疗中心、9 家三级甲等医院，11 个国家临床重点专科、42 个省级临床重点专科。

（四）医务人员积极性充分调动

厦门市"三师共管"家庭医生签约服务费主要用于激励签约服务团队，极大地调动了基层医疗卫生机构和医务人员的积极性。自推行家庭医生签约服务模式以来，家庭医生人均增量绩效增长 3 万～6 万元，签约居民对签约机构的综合满意度达 95.08%，这显示了在厦门市"三师共管"模式的激励机制下，"多签多得"这一激励因素达到了较好的实践效果，患者和基层医疗机构医务人员实现双赢。

（五）百姓就医负担相对减轻

厦门市分级诊疗的实施，有效分流三甲综合性医院门诊患者，使慢性病签约患者不用去大医院排队即可享受长处方用药，在节省门诊费用的同时，很大程度上解决慢性病患者在出院后康复不规范、后续不治疗及没有延伸健康追踪等问题，在控制各种并发症方面也取得一定成效，减轻患者就医负担。并通过开展疾病早期筛查，早发现、早诊断、早治疗，形成基层慢性病防护网，有效降低医疗费用支出，减少患者经济负担，提高疾病治愈率，大大改善了居民的生活质量。

四、 启示与建议

（一）落实政府办医职能，推动各方共同参与

落实政府办医职能，促进公立医院健康发展尤为重要。一方面要明确各层级医院职能定位，引导医院规范管理，提质增效。另一方面要加大政府投入，包括基础设施建设、大型医疗设备配置优化、信息化水平提升、重点学科及人才培养、加快建立完善的医疗保障体系等。厦门市政府高度重视政策推进的系统性、协同性，突出医疗、医药、医保"三医联动"机制，由一位市领导统一分管，加大了改革工作的协调推动力度，形成改革合力，把实施"健康中国"战略摆在优先发展位置，整合各级各类医疗机构和资源，变过去无序竞争为有序协同，打造高效运行的体系，提供优质医疗服务，推动全市形成健康生活的良好氛围。

（二）柔性引导分级诊疗，不搞一刀切

厦门市不采取强制首诊政策，而是从患者实际需求出发，采取"慢病先行"策略，建立专科医师、全科医师、健康管理师"三师共管"机制，以"柔

性引导"的方式吸引居民自觉到基层就诊，这种循序渐进、服务质量与效果引导的方式降低了政策推动的难度。"三师共管"团队服务的创新，有效帮助患者控制血糖、糖化血红蛋白、血压等，降低了糖尿病、高血压并发症的发生，提高了患者的生活质量，患者的信任度、满意度不断增强。厦门市还不断改革创新，为居民提供肺功能检查、大肠癌免费筛查，强化慢性病筛查和早期发现，满足新时期居民对医疗卫生健康的需求，提高居民健康素养水平。

（三）加强基层人才队伍建设，实现健康关口前移

培养一批基层医疗服务团队，是有效降低个人患病风险，实现慢性病、传染病关口前移，满足群众医疗服务要求，降低我国医疗费用开支的有效手段。厦门市全科医生数量有限，基层缺乏慢性病管理干预的力量，从现实状况入手，就必须要培养慢性病健康管理人才，充当医生助手，"解放"全科医生。因此，厦门市设立了健康管理师的岗位，主要由基层医疗机构中具有一定慢性病防治知识基础的临床医师、公卫医师、护士，或与医学营养、药学、心理等相关专业的专兼职医务人员，经专门培训考试合格后担任，使其成为全科医师的有力助手，使慢性病健康管理的范围从单一的医学诊治发展到生活习惯干预、健康监测、饮食习惯、运动方式等多个方面，让全科医师可以将更多的时间用于提升诊疗水平，以此发挥二者"1 + 1 > 2"的优势。厦门市的做法促进以健康生活为目标的协同服务的形成，提高人们对卫生服务的满意度和对医疗服务的信任度。

（四）注重"医防融合"，构建健康管理体系

厦门市"三师共管"模式充分落实预防为主，坚持以患者利益和服务需求为导向，将医院与基层医疗卫生机构、专科与全科、慢性病的防治及康复有机结合，实现医院与社区、疾控中心三方联动，突破不同层级医疗机构之间的壁垒，突出了团队整体性、诊疗连续性，使健康理念和健康促进成为优先战略，普及健康生活、完善健康保障，做到关口前移、医防结合，将慢性病防控与深化医改纵横结合，有效构建了上下一体的服务机制和模式，切实提高了基层诊疗技术和服务能力，体现了共建共享的理念。

（李跃平，夏盈盈　福建医科大学卫生健康研究院）

强基础提能力
筑牢分级诊疗基层网底

——江西省南昌市分级诊疗制度建设经验

江西省南昌市于 2017 年申请成为国家第二批分级诊疗试点城市，以问题为导向、市情为导向，以加强基层医疗卫生机构建设为重点，夯实网底，强化基层，打好分级诊疗实施基础；开展医联体建设，建立分级诊疗推动机制；"慢病先行"，逐步推进分级诊疗常态化；打造全民健康信息平台，促进跨区域信息共享，积极探索并实施符合南昌市情的分级诊疗制度。

一、 改革背景

南昌，江西省会，环鄱阳湖城市群核心城市，国务院批复确定的中国长江中游地区重要中心城市，区域面积 7 402 平方千米，总人口 603 万，下辖 6 个区、3 个县，2017 年入选国家第二批分级诊疗试点城市。

伴随经济发展，南昌市城镇化水平逐年提升，居民基本健康需求增长迅速，市医疗卫生系统出现一系列问题，具体表现如下：一是医疗卫生资源总体配置水平较低，与中部地区省份省会城市平均水平存在明显差距。2015 年，南昌市每千人口床位数 5.69、每千人口医生数 2.43、每千人口护士数 3.04，分别比中部地区省份省会城市平均水平低 1.70、0.74、1.03。二是现有医疗资源分布不均，优质医疗资源过于向城市集中，大医院拥有高级人才和高级设备，优势明显，基层医疗机构人才总量和技术水平普遍偏低。三级医院大量提供常见病、多发病的诊疗服务不仅浪费了大量优质医疗资源，由于虹吸效应，还使基层医疗机构发展艰难，距离远造成居民就医不便，"看病难，看病贵"问题加重。

基于上述背景，南昌市按照省统一部署，申请成为国家第二批分级诊疗试点城市，积极探索并实施符合南昌市情的分级诊疗制度。市政府先后出台了《南昌市医疗卫生服务体系规划（2017—2020 年）》《关于印发南昌市城市公立医院综合改革实施方案的通知》《南昌市关于推进医疗联合体建设和发展的实施方案》等政策文件，以加强基层医疗卫生机构建设为重点，强基础，提能力，筑牢分级诊疗基层网底，统筹布局城乡医疗资源分配，促进医疗资源合理配置，解决居民"看病难，看病贵"的问题。

二、 主要做法

（一）夯实网底，强化基层，打好分级诊疗实施基础

1. 夯实网底，完善全市基层基础设施建设。

市级财政每年安排 2 000 万元作为基层卫生服务能力建设专项资金，用于完善全市基层医疗机构的基础设施建设。全市采取新建、购买和置换等方式，对 18 家非政府举办的社区卫生服务中心业务用房进行产权调整，免费提供给中心使用，使用房国有化固定化率达到了 100%；为确保基本公共卫生服务均等化工作落到实处，将全市乡镇卫生院（社区卫生服务中心）的基本公共卫生相关科室集中标准化设置，基本实现了立项建设全覆盖；按照公有产权、"八室一间"的标准开展了村卫生计生服务室建设，累计共实施了 374 个项目的建设；以全市邻里中心建设为契机，推进健康小屋的建设，目前 34 个项目已完成建设，141 个项目正在紧张规划施工；以提升新冠肺炎疫情防控能力为目标，推进基层医疗机构标准化发热门诊建设，现已立项建设基层发热门诊42 个。

2. 充实人员，扩大基层医疗卫生人才队伍。

为更好保障农村居民享受均等化的基本公共卫生服务和安全、有效、方便、价廉的基本医疗服务，南昌市按照"填平补齐"原则，通过下派专家、技术支持、人员培训、完善信息平台以及设施设备资助等方式，实现医联体内优

质资源上下贯通、人力资源有序流动和诊疗信息互联互通。自 2016 年起，每年从市直公立医院选派 55 名优秀医务人员到存在贫困村的乡镇卫生院挂职副院长，从乡镇卫生院选拔 80 名优秀年轻医护人员到贫困村卫生室开展对口帮扶，采取精准支援的方式，提升乡村医疗机构的管理能力和诊疗水平；持续开展全科医师转岗培训，充实全科医生队伍；选拔、推荐初中以上学历的农村生源到市卫校参加免费定向培养，以充实村卫生室的人员配备。

3. 善用杠杆，促进医保向基层倾斜。

（1）分发挥医保支付的经济杠杆作用，城乡居民医保、城镇职工医保住院医疗待遇在起付标准和政策范围内的支付比例向基层医疗机构倾斜；门诊特殊慢性病诊疗，统筹基金支付比例参照住院支付比例向基层医疗机构倾斜。

（2）基层医疗机构成为南昌市慢保的定点。鼓励慢性病参保患者到基层医疗机构诊疗，并通过政策规定，拉大不同级别定点医疗机构报销比例的差距最高至 30%，引导参保患者分级、有序就诊。

为进一步将门诊特殊慢性病向基层延伸，在《南昌市人民政府办公厅关于印发南昌市城乡居民基本医疗保险普通门诊统筹暂行办法的通知》（洪府厅发〔2019〕102 号）中指出，对于享受高血压、糖尿病两种门诊特殊慢性病待遇的参保居民，可在原选定的定点医疗机构基础上，将门诊统筹签约机构增加为其门诊特殊慢性病就诊的定点医疗机构。

4. 做实签约，加强基本公共卫生服务项目

市卫生健康委联合市财政局制定了《南昌市家庭医生签约服务实施方案》，按照每人每年 18 元的标准（其中 3 元由医保门诊统筹基金列支），落实签约服务补助资金（其中，湾里管理局为辖区 65 岁以上老年人提供人均 90 元增值服务包，高新开发区试点人均 80 元的提升服务包），通过提高服务标准，增加服务内容，为签约居民提供精细化健康管理和医疗服务。农村以行政村为单位、城市以 1 000～2 000 名居民为单位划分若干服务区，组建由全科医师（乡村医生）、公卫医师、社区护士组成的家庭医生服务团队，以 65 岁以上老年人和慢性病患者等人群为重点签约对象，实现对重点人群的优先覆盖、优先签约、优先服务。

（二）开展医联体建设，建立分级诊疗推动机制

南昌市秉承"政府主导、坚持公益、资源下沉、便民惠民"的原则，自2017年开始搭建医联体制度框架，在全市范围内启动多种形式的医联体建设试点，包括县域医疗共同体、跨区域专科联盟、市县乡地区远程医疗协作网等模式，推动基层机构全面参与医联体建设，并以"三通"保障医联体内部上下联动。

1. 切实合作，推动基层机构全面参与医联体建设。

依托辖区三级医院优越的技术、管理能力，推进建设"三级医院＋社区"医联体，三级医院承担技术指导、业务培训职责，将专业特色和管理优势下沉到基层社区，医联体内建立"首诊在社区，大病到医院，康复回社区"的诊疗机制。加强县级医院专科特色，提升县级医院综合服务能力，推进"1＋1＋X"医共体建设，如新建区县级医院与南昌市第一医院组建紧密型医联体，三级医院重点指导县级医院加强薄弱专科建设，引进新技术设备，县级医院充当枢纽与县域内若干乡镇卫生院联合，乡镇卫生院加强与村卫生室的区域协同关系。为大力推进基层医疗机构医联体建设项目，市财政对每个项目投入50万元补助资金，助力基层提升医疗卫生服务能力。

2. 以"三通"保障医联体内上下联动顺利进行。

为保障医联体内上下联动顺利进行，医联体内实行"三通"。

（1）人员互通。通过上挂、下派、进修、培训等多种形式，促进医联体内各类人员合理流动，满足医疗卫生服务需求，提高医疗卫生服务水平。

（2）资源互通。共享检查检验设备，推进检查检验结果互认，充分利用医联体内优质医疗资源，节约资源，共同进步。

（3）医疗互通。借助信息化手段，开展预约挂号、预约住院、远程会诊等医疗服务。

（三）"慢病先行"，逐步推进分级诊疗常态化

南昌市以慢性病高血压、糖尿病为分级诊疗突破口，推动高血压、糖尿病门诊特殊慢性病诊疗定点机构下沉到社区卫生服务中心、乡镇卫生院，降低公立医院慢性病患者就诊比例和普通门诊比重。

积极探索慢性病"医院-社区"一体化管理模式，组建由医院慢性病专科医生、基层全科医生及健康促进师组成的紧密协作团队，对辖区内慢性病患者实施诊治、康复、并发症筛查、预约、转诊等一体化管理，共同为慢性病患者提供科学、适宜、连续的诊疗服务。依托"一体化"管理模式，使各级医疗机构落实急慢性病诊疗服务功能，及时将急危重症患者转诊至上级医院实施规范化治疗，并引导诊断明确病情稳定的慢性病患者、康复期患者从医院及时转出至基层医疗卫生机构。重点加强基层慢性病的用药衔接，允许基层医疗卫生机构在医保药品报销目录中配备 30% ～ 40% 的非基本药物，实行零差率销售。

（四）打造全民健康信息平台，促进跨区域信息共享

2017 年，南昌市卫生计生委启动了区域人口健康信息化云平台——"南昌市全民健康信息平台"建设项目。该平台整合了区域医疗、居民健康档案、电子病历、统一支付、预约挂号等基本医疗业务，以信息化手段打通了市级及以下各级医疗卫生机构信息系统之间的壁垒，汇聚了各家医疗卫生机构即市直 8 家医院 + 60 家城区社区卫生服务中心（卫生院）的诊疗、公共卫生、疾控、血液、体检等信息；通过实行网上预约转诊、病案传送，与医保经办机构信息网络互连互通，共享居民健康信息资源，形成高效双向转诊机制。

三、 主要成效

（一）初步建立了覆盖城乡的基层医疗服务网络

南昌市通过加大基层建设投入力度，实现了基层医疗卫生机构建设从"无"到"有"的飞跃，每个乡镇至少有 1 家卫生院，每个街道至少设 1 家社区卫生服务中心，每个行政村至少建 1 个卫生室，且所有基层医疗卫生机构均达到国家建设标准。53 家社区卫生服务中心、118 个社区卫生服务站、94 家乡镇卫生院、1 143 个村卫生计生服务室，形成了"城乡 15 分钟医疗卫生服务圈"，建立起了覆盖城乡公益性质的基层卫生服务体系，为全市居民就近获取基本医疗卫生服务提供了有力保障。

（二）较好发挥了家庭医生签约服务的主动性

全市通过建立"网格管理、团队合作、分片包干、责任到人"的签约工作

机制，使 100% 的社区卫生服务中心及乡镇卫生院、90% 以上的乡村医生参与了签约服务活动。现有近 1 400 个家庭医生签约团队与 200 多万居民签约，其中，老年人、儿童、慢性病患者等重点人群 90 余万，履约率逐年提升，其中贫困人口履约率达 100%，充分发挥了基层卫生人员健康守门人的作用，初步实现了基层医疗卫生服务从坐等患者、治疗为主到健康管理、主动上门的转变。

（三）全面实现了基层机构医联体建设全覆盖，稳步提升了基层医疗服务能力

南昌市各县分别开展了医共体试点，组建了 10 个县域医共体，覆盖了所有县域内乡镇卫生院和城区社区卫生服务中心，通过"委托管理""特色科室打造"等方式，与上级医院开展了医联体建设。同时，市县两级财政共投入 100 万资金，实施基层医疗联合体建设项目，现已完成 46 个项目。目前南昌市已构建起覆盖各级各类医疗机构的医联体网络，全部基层医疗机构与上级医院签订了医联体协议，由上级医院下转至基层医疗机构治疗的住院人次较 2016 年提升了 44.8%。

自 2007 年南昌市开展全科医生转岗培训以来，已完成培训 1 000 余人，确保了每万名城市居民拥有全科医生达到 2 名，每个乡镇卫生院均至少有 1 名全科医生。从 2016 年起，南昌市委托市卫校培养村卫生室定向医学生，累计培养 456 人，2021 年，第一批 87 名毕业生已充实到村卫生室执业。同时，基层医疗责任险统保工作的全面落实解决了基层人员医疗风险的后顾之忧，稳步提升了基层医疗卫生机构的综合服务能力。2020 年，南昌市基层医疗机构诊疗人次为 1 007.78 万，区域内基层诊疗量占比为 61.08%，基层医疗机构门诊人次较 2016 年增长了 19.4%。

（四）信息化建设初见成效

南昌市目前已建成了电子病历资源库、健康档案资源库、全员人口信息库三大数据库，累计建立居民电子健康档案 500 多万份，电子病历数据达 6.4 亿多条，实现了市直医院和区域基层社区卫生服务中心、卫生院的资源共享。作为区域医疗重要组成部分，平台上线至今已经为 60 家社区服务医疗机构提供

了云 HIS 功能，完成大概 316 万人次的接诊，90 余万次省市医保的结算业务，为广大人民群众提供了高效、便利的就医服务。

四、 启示和建议

（一）特点与启示

1. 夯实网底，强化基层是基础。

与中部地区其他省会城市以及沿海地区发达城市不同，南昌市推行分级诊疗制度时，其基层医疗卫生事业建设是从"无"到"有"的过程，而不是从"有"到"优"的过程。基础不牢，地动山摇，分级诊疗能否彻底贯彻，基层起到决定性作用。南昌市通过完善全市基层基础设施建设、扩大基层医疗人员队伍等措施，初步建立了覆盖城乡的基层医疗服务网络，使基层医疗卫生机构数量、质量、人员配备达到国家标准，为全面开展分级诊疗制度奠定了基础。

2. 稳扎稳打，逐步推进是关键。

分级诊疗的落实是一个长期推进、稳步发展的过程，不能一刀切，更不能急于求成。南昌市在稳扎稳打、逐步推进方面成绩尤为突出，首先从完善基层基础建设开始，随后通过医联体建设辅助基层持续发展。南昌市还以慢性病作为分级诊疗突破口，首先推动慢性病诊疗定点机构下沉到社区卫生服务中心、乡镇卫生院，降低公立医院慢性病患者就诊比例和普通门诊比重，逐渐吸引居民到基层就诊，提高基层门诊就诊率，强化三级医院辐射效应。

（二）问题与建议

1. 医联体建设未形成显明特色，仍须持续推进。

目前南昌市分级诊疗实施取得的进展主要集中在基层，医联体建设暂时没有形成显明的特色特点。作为推动分级诊疗的重要载体之一，医联体建设必不可少。建议南昌市继续落实前期医联体建设规划，明确区域划分，城区范围由市级综合医院分片托管，乡镇卫生院由县医院、县中医院划片管理。借助信息平台，实现医联体内诊疗信息互联互通，共享区域内居民健康信息数据，进一步完善预约诊疗、双向转诊、健康管理、远程医疗等服务。明确并建立医联体内部利益共享机制和责任共担机制，避免出现联而不动、动而乏力的僵局，实现长效发展。

2. "三医联动"还需强化药品与医疗、医保联动的改革。

"三医联动"作为分级诊疗制度落实的重要推动力，事关居民"看病难、看病贵"的问题，防止脱贫人口因病返贫。南昌市"三医联动"现有建设经验集中于医保和医疗部分。通过发挥医保支付的经济杠杆作用，设定基层医疗机构成为市慢保定点，使医保补偿向基层倾斜，引导居民基层就医。医疗与医保联动初见成效，与药品的流通体制改革联动还需要同步强化。建议南昌市在医疗医保现有改革基础上，理顺药品流通现状，净化药品流通市场环境，规范药品流通秩序，减少药品流通环节，强化药品流通与医疗医保的联动改革，在保质保量的同时使虚高的药品价格真正降下来，增强老百姓的获得感。

（罗力，姜鑫洋　复旦大学医院管理研究所）

城乡双向流通
资源共建共享

——山东省日照市分级诊疗制度建设经验

日照市围绕"大医院舍得放、基层兜得住、群众愿意去"三个关键环节，以医联体和医共体建设为载体，创新机制，激发活力，推深做实，着力构建分级诊疗制度体系。依据全市实际情况，优化医疗资源配置结构，提高医疗卫生全要素生产效率，推动优质医疗资源下沉、服务重心下移，真正做实做强基层。日照市注重完善基层医疗卫生服务体系，坚持紧密化方向，推动县域卫生资源纵向整合；坚持网格化布局，促进城市卫生资源横向联合；坚持一体化发展，实现城乡卫生资源双向流通；坚持公益性导向，建立城乡共建共享保障机制。目前，日照市"县强、乡活、村稳"，分级诊疗格局初步形成，2020年基层诊疗量占比达到68.35%，县域就诊率达到92.03%，初步实现了"小病在社区，大病进医院"的目标。下一步须继续坚持以基层为重点，推动县域纵向整合，促进城市横向联合，实现城乡卫生资源双向流通，推动形成分级诊疗新秩序。

一、 改革背景

现阶段，城乡发展不平衡是基层医疗卫生弱化的重要原因之一。尤其在2009年后，由于过多强调"基本公共卫生服务"，导致基层医疗机构出现医疗服务功能趋向衰颓的困境（图1）。

日照市2017年启动实施以县域医共体和城市医联体建设为主的医改工作。将分级诊疗制度作为基本医疗卫生制度的重点内容，制定出台了《日照市分级诊疗实施方案》，围绕"大医院舍得放、基层兜得住、群众愿意去"三个环节，想方设法建机制，以医联体和医共体建设为载体，着力构建分级诊疗制度体系，取得初步成效。

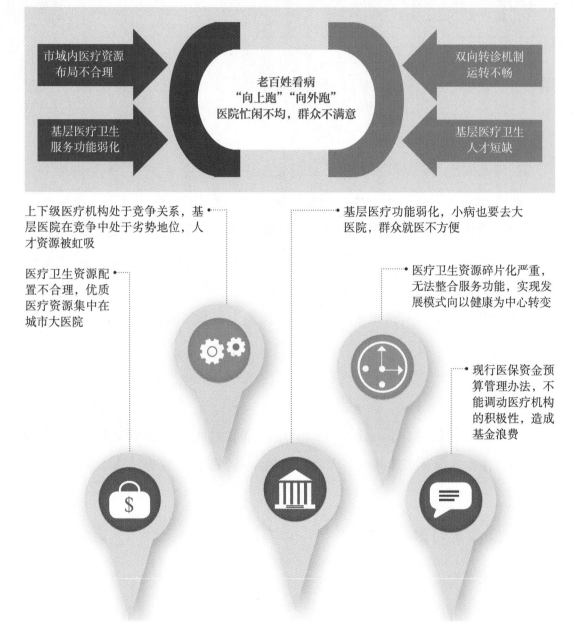

图1 日照市分级诊疗体系建设改革背景图

日照现有市级综合医院1家（三级甲等），市级中医医院1家（三级甲等），区级综合医院2家（1家为参照三级乙等管理、1家为二级甲等），县级综合医院2家（1家为参照三级乙等管理、1家为二级甲等），县级中医医院2家（均为二级甲等），基层医疗卫生机构1680家。其中，莒县人民医院、五莲县人民医院医疗服务能力达到国家推荐标准，基层医疗卫生机构标准化建设达标率为100%，远程医疗服务覆盖率、乡镇卫生院对口帮扶覆盖率均达到100%，二、三级医院和乡镇卫生院、社区卫生服务中心均参与医联体、医共体建设，具备了分级诊疗制度实施的基础条件。

二、 主要做法

日照市围绕实现医疗、预防、康复、护理、养老"五位一体"全周期、全方位卫生健康服务，着力在医联体运营模式、运行机制上进行改革，进一步推深做实、激发活力。一是推动制度系统集成。建立"1＋N"政策支撑体系，用"工程化、项目化"办法，画出"计程表""施工图"，列出30项重点改革任务。二是精准聚焦重点领域和关键环节。围绕"强县、活乡、稳村"，注重差异化异质性发展改革方向，市委、市政府出台《日照市构建整合型医疗卫生服务体系综合改革若干措施》。分级诊疗建设的主要举措如下。

（一）完善基层医疗卫生服务体系

强化部门间衔接，建立信息共享机制，规划各部门积极做好社区配套用房清理移交工作。基层医疗机构标准化建设方面，全市共投资4.7亿元，其中市级财政安排奖补资金1亿元。每个乡镇都有一家标准化乡镇卫生院，每个街道办事处都有一家标准化社区卫生服务中心。2018年对基层医疗卫生机构进行了重新核编，46家乡镇卫生院共核定事业编制2419名，13家社区卫生服务机构共核定事业编制603名。实施乡镇卫生院和社区卫生服务机构编制核增，将乡镇卫生院编制配备标准提高到1.25‰。事业编制无法核增到位的，缺口部分通过医共体牵头医院备案管理编制总量解决，各区县卫生健康部门和机构编制部门结合医共体建设、服务人口、业务发展情况，统筹专项编制动态管理。完善村级服务网络，全市共有村卫生室1735个，村卫生室服务实现全覆盖。

（二）提高基层医疗卫生人员待遇

2019年8月20日，市委、市政府明确乡镇卫生院和政府办社区卫生服务中心实行"一类供给、二类管理"，对在编和离退休人员支出给予全额保障。每年补助每家乡镇卫生院和政府办社区卫生服务中心设备购置经费30万元。允许基层医疗卫生机构按照医疗收入扣除药品、卫生材料支出后30%左右的比例增加奖励性绩效工资，使基层卫生人员每月平均增加收入约1 000元。乡村医生基本药物政府补助不低于每人每月1 500元，乡村医生参加灵活就业人员养老保险的，财政对其个人缴费部分补助50%，按照每人每年325元标准为乡村医生购买人身意外伤害保险，对获得执业医师、乡村全科执业助理医师资格的村医分别给予补助，按照每服务人口3元标准将村卫生室运行经费列入财政预算。

（三）转变公立医院发展模式

制定出台《日照市医疗卫生服务体系规划（2016—2020年）》，严格控制公立医院规模不合理增长。完善医院对口帮扶政策，结合医共体建设，全市8家医共体牵头医院组建管理团队和技术团队，下派"业务副院长"41人，向每家成员单位各派驻2名主治职称及以上医师，脱离原单位工作，暂停原单位处方权，纳入成员单位绩效考核，常驻基层开展帮扶。加强医疗机构学科建设，出台医学学科创新发展政策措施，围绕专科专病在市级医院培育6个重点学科。医疗机构医学学科投入占当年医疗支出比例不低于1.5%，市财政对新创建的省级、国家级重点专科分别补助50万元、100万元。市委组织部等7部门出台《日照市高层次医疗卫生人才引进培育实施办法》，对引进的杰出人才最高给予100万元津贴和购房补贴。2017年以来，全市共招引高层次创业团队10个、创新团队30个、创新人才205名。

（四）加强基层人才队伍建设

加大全科医生转岗培训力度，"十三五"期间每年转岗培训全科医生不少于100人，市级财政按照8 000元/人标准给予补助。对获得执业医师、助理医师和乡村全科医师的分别给予每月1 500元、1 200元和1 000元的岗位补助。全市村医中共拥有执业医师106人、执业助理医师170人、乡村全科医师945人，具备三类资格人数占比41.5%，50岁以下乡村医生占72.1%。市人社局等部门鼓励全科医生在签约服务工作中发挥骨干作用，有条件的地方可根据签约服务工作进展情况，在基层医疗卫生机构绩效工资内部分配时设立全科医生津贴项目，在绩效工资中单列。基层卫生高级专业技术岗位实行"定向评价、定向使用、总量控制、比例单列"，全市共设置卫生高级专业技术岗位121个，其中正高级岗位45个，副高级岗位76个，增设的基层卫生高级专业技术岗位向全科医生倾斜。

三、主要成效

日照市高度重视卫生健康工作，2020年全市基层诊疗量占比达到68.35%，县域就诊率达到92.03%，实现了"小病在社区、大病进医院"的目标。主要实效如下。

（一）做实医联体和医共体建设

1. 推进医共体建设。

自2018年以来，日照市由二级及以上公立医院牵头，在全市成立8个紧密型医共体，实现了医共体的全覆盖。

（1）坚持"三级联动"，建设责任共同体。8家公立医院牵头，56家乡镇卫生院和社区卫生服务中心为成员单位，1 729个一体化村卫生室、社区卫生服务站全部纳入，建立起三级联动的责任共同体。

（2）实行"四个统一"，建设利益共同体。统一团队建设，理事会提名各成员单位院长、班子成员，报主管部门按程序考察聘任，组建技术团队常驻帮扶。统一财、物管理，理事会根据发展需要可对资金、设备等进行调配使用。统一医疗服务，对临床医疗实行同质化管理，对成员单位实行病区化运作。统一药品耗材，实行药品供应和药学服务同质化，优先配备使用基药。

（3）打造了"五大中心"，建设服务共同体。成立健康管理中心、医学影像中心、检查检验中心、远程会诊中心、后勤服务中心，整合医共体资源，推动优质资源下沉。

（4）建立了"六项机制"，建设管理共同体。改革医保支付方式，建立紧密的利益共享机制；明确医疗机构定位，建立规范的双向转诊机制；前移疾病防控关口，建立全面的健康管理机制；加快薪酬制度改革，建立动态的激励约束机制；结合基层实际需求，建立有效的能力提升机制；以群众满意为导向，建立科学的督导考核机制。日照市医共体建设模式被列入全国紧密型县域医共体试点。

2. 加快城市医联体建设。

市人民医院、市中医医院、市妇幼保健院牵头，建立 3 个城市医联体。区县级医院既是医共体牵头医院，又分别加入市人民医院、市中医医院、市妇幼保健院三个城市医联体，实现市、县、乡、村四级资源的整合贯通。

（1）高标准规划。牢牢把握健康管理这一核心要义，打破"以治病为中心"的局限，将疾病预防、妇幼保健、康复护理机构职能和社会办医纳入医联体，建立政府办医为主、社会办医为辅、医防康护养融合发展的"健康共同体"。

（2）网格化布局。以城区 4 家二级及以上医院为龙头，把城区划分为 4 大片区、334 个社区网格，市人民医院牵头日照开发区，市中医医院牵头山海天度假区，市中心医院牵头东港区，岚山区人民医院牵头岚山区，建设 4 个紧密型医共体。在此基础上，市人民医院、市中医医院、市妇幼保健院牵头，分别联合区县综合医院、中医医院、妇幼保健机构和社会办医机构，建立 3 个城市医联体。

（3）平台化运作。围绕实现医疗、预防、康复、护理、养老"五位一体"全周期、全方位卫生健康服务，着力在医联体运营模式、运行机制上进行改革。市人民医院、市中医医院分别牵头成立仁济医疗集团、国济医疗集团，以市场为导向，以资本、管理和技术为纽带，以分级诊疗为目标，打造城市医疗集团。

（二）做细了家庭医生签约服务

医共体牵头医院发挥人才和技术优势，与乡镇卫生院、村卫生室组成"X＋1＋1"家庭医生签约服务团队，积极参与签约履约服务，重点人群签约服务覆盖率 82.19%，高血压规范化诊疗和管理率、糖尿病规范化诊疗和管理率分别达到 71.36%、71.22%。

明确签约服务费标准，家庭医生签约服务费主要由医保基金、基本公共卫生服务经费和签约居民付费等分担，每人每年原则上不低于 130 元，其中基本公共卫生服务经费分担 35 元、医保基金支付 60 元、居民个人付费 35 元。对

60 岁及以上老年人、计生特殊家庭、贫困人口、残疾人居民个人付费部分由区县财政承担，市级财政给予适当奖补。

（三）落实双向转诊制度，实行差别化报销

按照《日照市人民政府办公室关于印发日照市分级诊疗工作实施方案的通知》（日政办字〔2016〕69 号）规定实行差别化医保支付政策，居民在市内医院就医，除起付线不同外，报销比例在一、二和三级医院分别为 80%、70%、55%，从政策上引导分级诊疗。同时，对参保患者在市内就医未按分级诊疗规定住院诊疗的，在该医院发生的医疗费用医保基金（含大病保险）支付比例降低 10%。

（四）盘活了医疗服务供给能力，实现了"县强、乡活、村稳"新格局

日照市精准聚焦重点领域和关键环节，围绕"强县、活乡、稳村"，注重差异化改革方向，创新乡镇卫生院、政府办社区卫生服务中心管理，实行"一类供给、二类管理"，按照公益一类事业单位补助政策给予保障，实行公益二类事业单位绩效工资政策。给乡村医生岗位补助，稳定了乡医队伍。

（五）控制医疗费用不合理增长

实行公立医院全面预算管理，控制医疗费用过快增长。落实处方点评制度，实行价格公开。开展合理用药重点监控工作，在国家有关部门确定了 20 种重点监控用药药品名单后，组织专家对日照医保目录库药品进行筛查，确定了 36 种市级重点监控合理用药药品名单，组织专业人员对全市二级及以上公立医院监控药品使用情况进行统计分析，按照使用金额逐个药品、逐家医院月月进行排名通报，签订补充协议，确定使用限额。经测算，56 种重点监控药品使用数量和金额直线下降，2020 年预计可减轻群众不合理药费负担 5 000 余万元，有力维护了群众健康权益，规范了医疗机构诊疗行为。

四、 启示与建议

（一）亮点与启示

1. 政府强力主导和经费支持。

日照市落实了政府主导办医职能，强化了医改组织保障。一方面，坚持市

级领导挂帅，成立日照市市级公立医院管理委员会，凝聚思想共识，确定改革思路，健全政策体系，突出"三医联动"机制，由一位市领导统一分管，加大医改工作的协调力度。另一方面，加大政府财政经费支持，包括基础设施建设、大型医疗设备配置、重点学科及人才培养、信息化水平提升、基层人员薪酬等方面的财政支持和市级财政安排奖补等。

2. 因地制宜，创新用人方式，采用县管乡用。

日照市因地制宜，将乡镇卫生院编制配备标准由 1‰ 提高到 1.25‰，各牵头医院拿出备案管理编制，以牵头医院名义招聘，并实行"县管乡用"的创新人才引进模式，解决基层医疗人才"招不来、不够用"问题。实施空编补齐和编制核增，保障基层医疗卫生机构进编计划，三年内空编率控制在 5% 以内。

3. 增加基层医务人员补助，建立长效薪酬激励机制，确保基层医生队伍的可持续健康发展。

日照市以基层为重点，给乡村医生激励，给予岗位补助，建立了长效薪酬激励机制。市委明确允许基层医疗卫生机构按照医疗收入扣除药品、卫生材料支出后 30% 左右的比例增加奖励性绩效工资，使基层卫生人员每月平均收入明显增加，提高了工作积极性。乡村医生基本药物政府补助不低于每人每月 1 500 元，参加灵活就业人员养老保险的乡村医生，财政对其个人购买养老保险和意外险给予缴费补贴；对获得执业医师、助理医师和乡村全科医师的基层医务人员分别给予定额岗位补助。

4. 坚持一体化发展，实现城乡卫生资源双向流通。

日照市突出了城市卫生资源横向联合的特色做法，在城区依据网格化布局，根据日照市人民医院、市中医医院、市中心医院等实际情况，建设多个紧密型医共体。同时，市人民医院、市中医医院等牵头，分别联合区县综合医院、社会办医疗机构等，建立城市医疗联合体，纵向整合贯通市、区、镇、村四级资源，构建"牵头医院＋片区＋社区网格"管理体系。同时，坚持城乡卫生资源双向流通的特色做法，一体化发展，提供同质化服务。按照"一院一策"原则，牵头医院为成员单位分别制定专业发展方向，通过托管、下派技术团队等形式，实行病区化运作、大科制管理、同质化服务。牵头医院组建管理和技术团队，实现人才双向流动。

5. 推进政府部门之间制度协同发展，促进城乡医疗卫生资源共建共享。

日照市通过建立"1＋N"制度体系，推动医改中各相关部门（市委组织部、卫生健康委、财政局、医保局、人社局等）用"工程化、项目化"办法，画出"计程表""施工图"，列出30项重点改革任务，提高政策推进的系统性、协同性。配套出台10余项政策措施，各个部门相互协调，突出医疗、医药、医保"三医联动"机制，形成改革合力，保障各部门信息对称，助力医疗资源合理流动，促进城乡医疗卫生资源共建共享，推进形成分级诊疗新格局。

（二）问题分析

1. 卫生人才队伍有待持续加强。

医学发展关键靠人才。但目前日照市卫生人才总量较低，特别是高端人才匮乏的问题仍然突出，人才结构不尽合理，日照市的部分乡镇卫生院、村卫生室人才"引不进、留不住"的现象依然存在，人才供需矛盾还比较突出。

2. 基层卫生投入不足。

基层医疗卫生投入的主体是区县政府。随着基层医改的持续推进，基层卫生投入需要进一步加大，然而，部分县受财力所限，财政投入压力大，导致集成医疗卫生投入不足。

3. 医保协同参与不足。

虽然日照市具有差别化的医保支付政策，但是医联体、医共体内医保基金打包支付制度尚未形成，相关医保报销配套措施不足。因此，医保基金引导分级诊疗效果一般，没有充分发挥医保对患者就医心理的杠杆调节作用，不利于双向转诊，限制了优质医疗资源下沉。

4. 各医联体、医共体内的信息系统集成共享不足，亟需建立信息共享机制。

日照市的各医联体、医共体已经初步建立信息共享机制，但是其各个成员单位间的诊疗信息并没有实现有效互联互通，比如患者电子病历信息、数据接口等都存在制度性障碍。因此，信息系统对医联体的支撑作用发挥还存在欠缺，亟需建立信息系统共享平台，促进信息共享。

（三）对策建议

1. 坚持政府主导和加大财政投入，加强人才队伍建设。

建议日照市增强政府办医主导地位。一方面，针对基层医生紧缺现状，出台针对性工作文件，抓好政策措施落实，通过推动三级医院技术辐射，加强对一、二级医院技术帮扶，定期加强对基层医生培训。另一方面，多渠道增加乡村医生补助，落实好乡村医生保障待遇，加大财政支持力度，提高基层医务人员收入水平，稳定乡村医生队伍，实现乡医队伍年龄、学历结构进一步优化。

2. 对不同县区进行差异化财政补贴，加大基层卫生投入结构调整。

建议日照市政府针对全区各个县区财政现状和医疗需求，在总量控制下，调整各个县区财政补贴结构，缓解部分县区财政压力，优化医疗卫生投入资金配置结构，增强基层医疗卫生投入使用效率。

3. 加强医保协同，进一步建立和完善紧密型医共体内区域医保基金打包支持制度，确保分级诊疗落地走实。

建议医保基金打包给医共体牵头单位，由医共体统筹使用、合理分配，结余或超支部分由医共体内各成员单位协商分配（承担），倒逼医共体主动控费，合理分流患者。同时，对医共体牵头单位及成员单位总控指标共享，对医共体实行一个总控指标，医共体牵头单位根据实际在成员单位之间进行指标分配。内部加强费用管控，落实不同级别医疗机构差别化起付标准、报销比例和服务价格政策。同时，适当增加医保基金对基层的倾斜力度，尤其是常见病、多发病、慢性病，要大幅度提高基层、降低三级医院的报销待遇；适当降低越级首诊、不按程序转诊的报销待遇，引导患者形成首诊在基层和有序转诊就医习惯。

4. 推进各医联体和医共体内部信息系统集成，实现信息互通共享。

建议日照市各个医联体、医共体构建共享卫生信息平台或者全民健康信息平台，推动信息互通共享，充分发挥信息系统对分级诊疗的支撑作用。打通内部各医疗机构的诊疗与健康管理信息，更好地为日照地区提供连续性、整合性医疗卫生服务。

（孙强，郑超　山东大学公共卫生学院）

规范病种分级
管理路径引导分级诊疗

——湖北省荆门市分级诊疗制度建设经验

荆门市政府就各级医疗机构服务功能定位不清，双向转诊机制不畅，医保支付促进分级诊疗的激励约束杠杆作用没有充分发挥等问题出台新的分级诊疗政策。改革将全市的所有患者和医疗机构纳入分级诊疗体系。通过科学确定病种目录，确定全市一、二、三级医院诊疗病种指导目录，并实行每年动态调整，精准确定各级医疗机构医疗服务功能定位；严格"市外转诊"程序，市级三级医疗机构（荆门市第一人民医院、荆门市第二人民医院、荆门市中医医院）负责患者向市外三级医疗机构转诊，其他医疗机构不得向市外转诊，此外统筹兼顾异地就医。半年来，分级诊疗效果明显，门（急）诊患者向基层集中、住院服务向大医院集中。

一、 改革背景

根据国家、省关于分级诊疗工作的相关部署，荆门市于 2015 年启动分级诊疗试点，2016 年市政府出台实施方案全面推开分级诊疗工作。经过几年实施，取得一定成效，实施中还存在各级医疗机构服务功能定位不清，双向转诊机制不畅，医保支付促进分级诊疗的激励约束杠杆作用没有充分发挥等问题。2020 年荆门市坚持问题导向，出台《市人民政府办公室关于进一步完善分级诊疗制度的意见（试行）》（荆政办文〔2020〕10 号），在精准确定医疗机构服务功能定位、明确首诊负责、规范转诊流程、健全激励约束机制等方面进一步调整完善政策。

二、 主要做法

（一）组织管理

为进一步完善分级诊疗制度，加快构建"基层首诊、双向转诊、急慢分治、上下联动"的分级诊疗就医格局，市人民政府办公室于 2020 年 9 月 28 日印发了《市人民政府办公室关于进一步完善分级诊疗制度的意见（试行）》，由荆门市卫生健康委负责执行和解释。实施对象"两个全覆盖"。一是医疗机构全覆盖。全市各级各类医院，包括所有政府办和社会办（民营）医院全部参与。二是参保对象全覆盖。全市所有职工医保、城乡居民医保参保人员患病全部纳入分级诊疗管理。

（二）路径内涵

本次分级诊疗最新政策，因为以病种目录形式对各级医院的诊疗能力和范围进行了精准定位，突出体现不同难易程度的疾病到对应级别的医院诊治，所以没有再要求群众患病必须首先到一级医院诊治，而是可按照"就近就便"的原则，选择荆门市范围内任一医院首诊。

1. 首诊负责。

首诊医院必须"首诊负责、快速诊断"，3 天之内明确患者病情，一时不能明确诊断的，通过上级医院远程会诊诊断或直接转到上级医院诊治。能够明确诊断的，属于首诊医院病种目录范围内的，就地直接收治；明确诊断的专科疾病，可直接在专科医院收治；明确诊断后，不属于首诊医院病种目录范围内的，立即上转或下转到该病种对应级别的医院收治。

2. 双向转诊。

患者在上级医院救治后，病情稳定，只需接受后续治疗、疾病监测、康复指导和护理等服务的，及时下转至下级医院接续治疗。同时，按照"就近就便、专病专治"原则，同级医院之间可以互转。

3. "一站式"转诊。

所有转诊工作全部通过信息化管理，由各医院双向转诊服务部门落实"一站式"信息化转诊，实现"信息多跑路、群众少跑腿"。

（三）关键举措

1. 科学确定病种目录。

经过对全市各级医院近 3 年 280 余万例病例按照疾病诊断相关分组（DRGs）进行难易程度分析和权重评分，确定全市一、二、三级医院诊疗病种指导目录，并实行每年动态调整，精准确定各级医疗机构医疗服务功能定位，其中一级目录评分权重为 0.5 分及以下（2 104 种），二级目录 0.5～1 分（3 867 种）、三级目录 1 分及以上（4 875 种），各级医疗机构在市级指导目录基础上结合实际遴选确定本机构病种目录。鼓励下级医院逐年遴选一定比例的上级医院诊疗病种，推动其提升服务能力；逐步降低并严格控制上级医院遴选下级医院诊疗病种的比例。3～5 年后，一级医疗机构的一、二、三级目录病种数占比达到 7∶2∶1，二级医疗机构达到 1∶7∶2，三级医疗机构达到 1∶2∶7。

2. 严格"市外转诊"程序。

荆门市范围内，荆门市第一人民医院、荆门市第二人民医院、荆门市中医医院 3 家市级三甲医院负责向荆门市外转诊患者。全市其他医院接诊患者，经病情评估，认为须转往荆门市外的，及时提请市级三甲医院远程会诊并网上审核，审核通过后可就地直接上转。经远程会诊，市级三甲医院能够诊治的，立即按程序上转至市级三甲医院诊治。这项政策，一方面保障患者病情不延误，另一方面减轻患者不必要的赴市外看病费用负担，同时也减少医保基金消耗。

3. 统筹兼顾异地就医。

荆门市参保人员在异地出差、务工、读书、居住等，异地就医应首选所在地的县、乡（街办）医疗机构就诊，县、乡（街办）医疗机构确认必须向上级医疗机构转诊的特殊、急危重症患者或在出差、旅游、探亲途中突发急危重症患者可以先按"就近就急"的原则进行抢救和住院治疗。患者或其家属应在 72 小时内告知统筹区城医保经办机构，并在 7 个工作日内由家属凭医生开具的急诊（或病重、病危）通知书到统筹区域医保经办机构办理备案和审批手续。

4. 调整结算方式，住院统筹基金向门诊分流。

荆门市 2013 年调整政策，以参保人员年内首诊基层医疗机构发生费用视为签约，并且签约人数仅作为工作量的考核依据，不与其医疗费用结算挂钩。

此举一出，签约人数骤降 45%，签约回归了理性和自然状态。参保人员在任何一家门诊统筹可以自由选择就医，不受约定限制。从某种意义上说，实施门诊统筹防止小病大养，将患者由住院向门诊分流的同时，资金也应跟随向门诊分流。为此，荆门市调整了普通门诊统筹的结算方式，不再单独设置定额，而是从住院定额内剥离分解，最终牵住付费方式这一"牛鼻子"来激发医院提供门诊的内生动力，建立倒逼机制。

5. 严格履行服务协议，细化指标体系。

医保经办机构与定点医疗机构签订普通门诊统筹医疗服务协议书，将结算办法写入协议，并有针对性地将定点医疗机构的住院与门诊人次比、次均门诊医疗费用、平均医疗天数、转诊率、备药率、基本药物使用率、大型检查阳性率、年度门诊统筹预付总额、个人负担比、甲乙丙类药品占药品费用比例等个关键指标一一细化、量化，纳入协议管理。同时，通过协议约定门诊病历必须按要求进医院档案室实行归档上架管理，既维护参保人员就医合法权益，也便于对医疗费用稽核跟踪管理。每季度对定点医疗机构医疗费用发生额、次均门诊医疗费用、统筹发生额、个人负担比例等运行情况和存在的问题形成管理运行情况通报，督促定点医疗机构加强管理。

（四）激励约束与保障机制

对患者，因病情需要在荆门市内定点医疗机构间规范双向转诊的，不再重复计算住院起付标准。向上转诊的，按上级医院住院起付标准补齐差额；向下转诊的，不再另设起付标准。患者经明确告知后，符合转诊条件，但未规范办理转诊手续的，住院起付标准仍按原标准执行，住院医保报销比例降低 50%；不符合转诊条件，但自愿选择上级医院诊治的，住院起付标准仍按原标准执行，住院费用医保不予报销。荆门市外就医方面，参照 2017 年 9 月市政府出台的《市人民政府关于印发荆门市基本医疗保险实施办法》（荆政发〔2017〕25 号）中相关规定执行，即未按规范转诊，自行到荆门市外就医的，住院医保报销比例降低 50%。

对医疗机构，一方面，加强日常监管。对未严格落实功能定位、超范围收住患者的，该患者发生的医保统筹支付资金降低 50% 与医疗机构结算；对未严格落实转诊规定、擅自违规转诊患者的，该医院结算医保资金时，相应扣减该患者在上级医院发生的医保统筹支付资金；对未充分履行告知义务，因转诊程序、知情同意、政策宣传等落实不到位，导致患者医保报销损失的，该患者医保应报销但未报销的费用由该医院承担。另一方面，实施定期考评。建立健全分级诊疗考核评价机制，完善指标体系，定期监测考评，考评结果与医院医保资金结算挂钩。

三、 主要成效

1. 2020 年度市域内就诊率达到 90%。

三、二、一级医院门（急）诊量呈现"三足鼎立"之势，荆门市推进分级诊疗效果初显，就诊下沉进一步凸显。各级医疗机构医疗服务功能得到准确定位，实现患者基于病情和诊治难易程度可到相应级别医疗机构诊疗。目前已基本形成一、二、三级医疗机构诊疗病种指导目录，分别为 2 104 种、3 867 种、4 875 种。

2. 首诊转诊得到了进一步规范。

群众一旦患了病，现在可在就近的医疗机构得到救治，而不再是基层首诊，极大提高了患者的就诊体验的满意度。通过完善门诊统筹运行机制，引导就医人群从住院向门诊分流，从综合医院向基层医院下沉，逐步形成基层首诊、分级诊疗、双向转诊的服务模式，更加有效利用现有的医疗卫生资源，为参保人员提供安全有效、方便快捷、经济实惠的医疗服务。

3. 通过医保支付杠杆，对患者、对医疗机构的激励约束机制得到了进一步完善。

例如：2014 年荆门市康复医院年住院定额分配 500 万元，经办机构不再单独划拨门诊定额，而是直接从住院定额分解 50 万元作为门诊统筹定额总量。通过几个月运行，大部分肺炎、腰椎间盘突出症、泌尿系结石碎石治疗等患者选择了门诊治疗方式，床位费、空调费随之被过滤掉，不必要的化验、检查减少。如腰椎间盘突出症患者选择普通门诊治疗，在取得同样疗效的前提下，平均医疗费用由 3 000 元，降至 1 000 元左右，个人负担大幅减轻。

4. 病种目录管理、远程会诊、转诊审核、转诊对接、医保支付等全部实现信息化管理，落实"一站式"双向转诊。

5. 健全了对各种不支持、不配合、恶意诋毁分级诊疗制度建设以及超范围收治患者、推诿患者、知情告知责任履行不到位等行为的责任追究方式和方法。

四、 启示与建议

（一）亮点与启示

在市委、市政府的统一领导下，荆门市已建成多点发力、综合突破，系统、整体、协同的分级诊疗建设政策体系。历经多轮的政策调整，荆门市摸索出了一条以病种分类来精准确定各级医疗机构医疗服务功能定位的道路。

1. 领导重视。

每次新的分级诊疗政策出台后，市卫生健康委员会组织召开全市分级诊疗培训会，对市政府印发的分级诊疗新政进行详细解读。

2. 强化诊疗目录管理。

各级医疗机构根据功能定位和接诊范围，制定本单位疾病诊疗目录。

3. 强化逐级转诊管理。

基层医疗机构上转率不得超过 50%；二级医疗机构上转率不得超过 10%；三级医疗机构省外转诊率不得超过 5‰。二级及以上医疗机构接诊的上转患者，康复期下转率不低于 50%。

4. 强化医保支付管理。

拉大不同级别医疗机构起付线、报销比例差距，促进分级诊疗。

5. 强化信息系统建设。

加强分级诊疗转诊平台和专网建设，逐步建立健全互联互通的分级诊疗信息系统，实现分级诊疗、双向转诊信息化、网络化。

6. 强化基层服务能力建设。

通过县乡集团化、乡村一体化、医师多点执业以及实行"县聘镇用、镇聘村用"新用人机制等措施，促进优质资源共享和下沉，不断提升基层服务能力。

7. 强化宣传培训。

做到三个 100%，即医务人员参训率 100%、政策知晓率 100%、考试合格率 100%。同时，多渠道向患者和家属解读政策，广泛开展社会宣传，营造良好舆论氛围。

（二）建议

以病种分类来精准确定各级医疗机构医疗服务功能定位是荆门市开展分级诊疗的特色，建议荆门市定期更新诊疗目录；针对运行中出现的问题，对各级医疗机构根据功能定位和接诊范围进行优化。

分级诊疗各项政策能否落地落效，医务人员的宣传引导起重要作用。为此，建议荆门市卫生健康委加强对医疗机构及其医务人员各种不支持、不配合、恶意诋毁分级诊疗制度建设以及超范围收治患者、推诿患者、知情告知责任履行不到位等行为约谈，并进一步加强宣传引导，取得社会各界，特别是群众对分级诊疗工作的支持、理解并主动配合。

（冯占春，李刚　华中科技大学医药卫生管理学院）

构建顶天立地医疗卫生大格局
推动分级诊疗建设落实
——广东省分级诊疗制度建设经验

"十三五"期间，广东省深入贯彻落实《国务院办公厅关于推进分级诊疗制度建设的指导意见》（国办发〔2015〕70号）和《国家卫生健康委员会国家中医药管理局关于进一步做好分级诊疗制度建设有关重点工作的通知》（国卫医发〔2018〕28号）等文件精神，按照"牢牢把握新发展理念、牢牢把握高质量发展"要求，按照强基层、建高地、促医改、保健康的工作思路，建设健康广东、打造卫生强省，加快构建"顶天立地"医疗卫生大格局，推动优质资源下沉、工作重心下移，大力推动分级诊疗制度建设，取得良好成效。

一、 主要做法与成效

（一）强化组织领导与顶层设计，高位推进分级诊疗制度建设

1. 不断完善分级诊疗政策体系。

根据《国务院办公厅关于推进医疗联合体建设和发展的指导意见》和《广东省人民政府办公厅关于印发广东省推进医疗联合体建设和发展实施方案的通知》文件要求，依次下发《广东省医联体建设指引（试行）》《广东省医疗联合体综合绩效考核评价方案（试行）》《广东省卫生健康委办公室关于进一步做实做细分级诊疗工作的通知》等文件，落实各地级以上市卫生健康行政部门对辖区内医联体综合评价工作的要求，逐步优化医联体建设体系。

2. 加强分级诊疗制度建设监测和考核。

以紧密型医联体为基础，多种医联体形式互相补充，推动落实相关配套政

策，加强绩效考核引导。全省公立医院医联体建设以地市为单位，由地市按期考核，省卫生健康委依托分级诊疗和医联体第三方评估信息系统，开展对各地市分级诊疗和医联体建设的评估，并将分级诊疗制度建设指标纳入医改考核内容。

（二）深入推进高水平医院建设，促进优质医疗资源提质扩容与区域均衡布局

1. 积极推进广东省五大国际医学中心建设，争创国际国内医学"高峰"。

依托广东省顶尖优势学科，面向国家重大战略需求，省政府统筹投入 87 亿元支持呼吸、肾脏病、肿瘤、心血管、精准医学五大国际医学中心建设。

2. 以高水平医院建设为牵引，创建区域内"高原"。

2018 年起，以实施高水平医院建设"登峰计划"为牵引，先后分两期遴选 50 家高水平医院进行重点建设，财政统筹安排投入 150 亿元予以支持。2021 年印发《进一步推动高水平医院建设发展的实施方案》，进一步明确高水平医院建设的目标和要求，促进优质医疗资源提质扩容，实现全省 21 个地市全覆盖。

3. 实施高水平医院跨区域联动。

"一对一"紧密型帮扶项目，促进全省优质医疗资源扩容。在前期开展的粤东西北市级医疗服务能力提升计划取得的良好基础上，2021—2025 年，省财政分 5 年新增投入 5 亿元安排 5 家排名前列的高水平医院跨区域联动帮扶支持河源、汕尾、潮州、揭阳、云浮 5 市。目前各家高水平医院帮扶工作已经启动了实质性的帮扶合作，积极促进全省医疗卫生事业平衡协调发展。

4. 省高水平医院建设撬动地方政府、社会力量对医疗卫生事业的投入和支持。

如深圳市政府按照 1：3 的比例为每家高水平医院配套 9 亿元；佛山市分 3 年投入 16 亿元重点建设和培育分布五区的 11 家医院（区域医疗中心）；广州市南沙区计划总投资约 155 亿元，其中 100 亿元用于中山大学附属第一医院（南沙院区）等部属、省属和市属三级医院建设项目，55 亿元用于区属医院新（改、扩）建工程。

5. 国家发改委、国家卫生健康委确定中山大学附属第一医院和广东省中医院分别为国家医学中心首批综合类和中医类别的"辅导类"创建单位。中山大学附属第一医院、南方医科大学南方医院等 8 家医院入围国家区域医疗中心建设输出单位。

6. 在国家医学中心和区域中心建设方面，2019 年广东省成为第一批委省共建国家区域医疗中心的试点省份，明确在广东省建设 1 个综合类国家区域医疗中心、1 个专科类国家医学中心和 6 个专科类国家区域医疗中心。目前广州医科大学附属第一医院获批国家呼吸医学中心，广州市妇女儿童医疗中心获批建设儿童区域医疗中心（中南）。其他专业类别国家医学中心和区域医疗中心建设也在积极推进中，已先后向国家卫生健康委报送关于支持设置创伤、癌症、心血管、精神、神经、口腔、传染病等区域医疗中心的请示。

（三）加强基层医疗卫生服务能力建设，加快形成分级诊疗格局

1. 改善基层医疗卫生基础设施。

2016—2019 年，各级财政先后投入 612 亿元加强基层医疗卫生服务能力建设。改造建设 189 家县级医院，标准化建设 488 家乡镇卫生院，规范化建设 10 000 个村卫生站，将人口大县的 47 家中心卫生院升级建设为县级医院。为 2 277 个贫困村配备人工智能（AI）助手和医疗可穿戴设备，全省基层新增 3 万多张病床、2.7 万余台万元以上设备。56 个县级急救服务体系构建完善，76 种关键设备装备填平补齐。基层基础设施条件显著改善。

2. 加强基层人才队伍建设。

设立基层医务人员岗位津贴、特设岗位补助；按照每人每年 1.2 万、1 万元标准核拨欠发达地区乡镇卫生院、社区卫生服务中心事业费。开展基层卫生人才"六个一批"，打出"千医下百县""百名首席专家下基层""千名高校毕业生下基层""每年培训全科医生 5 580 人""每年订单定向培养 1 400 名大学生"等组合，引导医疗卫生技术人才下沉基层。基层人才队伍数量持续增加，素质持续优化。

3. 提升基层技术服务水平。

2018 年起启动并不断完善医疗卫生"组团式"紧密型帮扶机制，54 家三

甲医院与78家县级公立医院建立紧密帮扶关系。加强紧密型县域医共体建设，推动医共体内实行"六统一"管理。以提升县域内住院率为抓手，引导技术、人才下沉，逐步形成按功能定位分工协作的县-镇-村分级诊疗格局。全省因地制宜组建紧密型县域医共体104个、城市医疗集团74个、专科联盟398个、远程医疗协作网102个。基层服务能力有力提升。

4. 着力激发基层内生动力。

创新性实施基层机构"公益一类财政保障、公益二类绩效管理"；完善绩效工资制度，将"两个允许"细化成"六个允许"；推行灵活的人事管理政策，实行"县招县管镇用"；深化职称制度改革，单独开设"基层卫生高级职称"评审系列，欠发达地区取得中级职称后连续在基层工作满10年的紧缺专业卫生技术人才，直接认定为副高级职称。基层内生动力明显增强，广州市花都区"村稳"改革、阳江市阳西县域医共体建设经验成为全国典型。"十三五"期间，广东省县域内住院率由2016年的79.8%进行性增长至2020年的85.1%，市域内住院率则由2016年的93.7%上升至95.0%；2021年上半年，全省县域内住院率84.9%，57个县（市）中，33个县（市）的县域内住院率达到80%以上，其中超过90%的县（市）10个。进一步推动城乡分开，基本实现大病不出县。

（四）以"互联网＋医疗健康"为支撑系统建设分级诊疗制度

1. 搭建区域医疗信息共享平台。

委省签约共建"互联网＋医疗健康"示范省，着力建设一张"一网两平台三数据库"覆盖各级各类医疗卫生机构的业务专网，建设省市两级全民健康信息综合管理平台，建设全员人口、居民电子健康档案、电子病历三大数据库，确立全民健康信息化建设的总体框架。目前省市两级健康信息平台汇聚全省1.12亿实有人口基础信息数据、8 357万常住人口居民电子健康档案数据和1.06亿份标准化电子病历数据，基本建成广东省健康医疗大数据中心。智慧就医服务覆盖100%的三级医院、90%的二级医院，"一键诊疗""一站会诊"重塑诊疗流程，"一码通用""一体服务"改善就医体验。

2. 运用"互联网＋"手段整合优质医疗卫生资源，推动资源下沉。

广东省加大财政投入建设远程医疗服务体系，截至2020年底，全省已建成 136 家互联网医院，约占全国的 1/7。目前基层医疗卫生机构管理信息系统覆盖 1 967 个乡镇卫生院和社区卫生服务中心，20 个省级医院、56 家县级医院、1 145 家乡镇卫生院和 2 277 个省定贫困村卫生站实现信息联结，提供远程会诊、远程诊断、远程病理检查、远程手术指导、远程教育等服务。

二、 存在问题

（一）群众就医理念待改善

群众对基层医疗机构服务能力信任度不高，在就诊选择时较为依赖医疗条件相对较好、医生水平相对较高的大医院，对基层社区医疗机构缺乏信心。群众的就医习惯和旧观念的影响在造成三级医院人满为患的同时，也造成基层医疗资源的极大浪费，严重阻碍了分级诊疗制度的落地实施。

（二）基层医疗机构的就诊率不高

虽然不断加大基层投入力度，硬件水平逐步提升，但基层受薪酬、工作环境、发展空间等因素影响，医务人员流动性大，医疗技术水平和服务能力仍待提高，导致基层医疗机构就诊率升高缓慢。

（三）医疗保险支付制度不够完善

医疗保险在看病就医方面虽然在一定程度上缓解了看病贵、看病难的问题，但在很多方面还制约着分级诊疗工作的推进。如报销比例级差还未有效拉大，难以引导广大患者到基层医院首诊。另外，目前的总额付费制度有可能造成治疗过度或不足，引发由于推诿患者而导致医疗风险。

三、 下一步建议

广东省在"顶天立地"医疗卫生大格局的基础上，按照"高站位规划、高标准布局、高水平建设"的原则，坚持"一张蓝图绘到底"，加强系统谋划，推动工作落实，建设健康广东，打造卫生强省，充分发挥探索创新、先行引领作用。

（一）压实地市组织领导责任，多部门联动推进分级诊疗体系建设

坚持顶层设计，突出政策导向，进一步健全政府主导、部门联动的工作机制，健全基本医疗保障制度、完善药品供应保障体系和强化医疗卫生行业综合监管。重点推进医疗联合体建设，构建网格化、一体化服务体系，理顺医联体内部人、财、物权责关系，切实解决医联体建设中存在的诸多问题，推进医联体提质增效，强化政策配套、规范化管理和绩效考核，推动医疗资源下沉。

（二）建高地、强基层，促进优质医疗资源扩容下沉，提升区域内医疗服务能力

1. 加强医疗高地建设，以"登峰计划""高水平医院建设""高水平临床重点专科建设"为契机，提高广东省医教研协同发展的优质医疗资源的质和量，为全省人民急危重症和疑难复杂疾病的诊疗提供保障。

2. **要做精做优普通三级医院。**

特别要增强地级市人民医院等三甲医院的综合实力，提高疑难复杂疾病解决能力，确保大部分急危重症和疑难复杂疾病在市域内解决。

3. **要做专做强基层医院。**

进一步提高基层医疗卫生机构的综合服务能力，推进基层医院差异化发展，摆脱同质化制约，推进联合病区建设，打造特色专科，提升品牌魅力，以自身实力的增强来提高人民群众基层首诊的信心。

4. **要上下联动资源共享。**

依托医联体建设，加强医疗质量控制，推进检查检验结果互认，依靠远程会诊、病理诊断等手段，探索"基层检查、上级诊断"新模式，为分级诊疗提供技术支持。

（三）以基层医疗卫生人才队伍建设为发力点，加大力度完善和推动分级诊疗制度建设

1. 要创新卫生人才引进方式，大力引进基层急缺的高层次专科医生，提升专科实力，解决疑难杂症；要加强全科医生的培养和引进，做到"招得来、留得住、做得强"，夯实基层医疗人才队伍。

2. 要加强基层医疗机构的绩效考核。

科学合理制定考核办法，逐步提高奖励性绩效份额，做到"多劳多得、优绩优酬"，调动工作积极性，提升服务效能。探索和制定基本医疗和基本公共卫生服务统筹的家庭医生团队的绩效考核机制，注重基本医疗和基本公共卫生服务融为一体的健康管理效果。

3. 建立家庭医生签约服务费制度。

引导居民或家庭自愿与签约医生团队签订服务协议，为高血压、糖尿病等慢性病患者提供连续性诊疗与健康管理服务。同时探索建立按签约人头总额预付制的支付机制。通过基本医疗保险和基本公共卫生经费，采取按签约人数、管理对象及服务包支付签约服务费的新模式，使家庭医生成为城乡居民健康守门人以及费用守门人。

（广东省卫生健康委）

构建以健康为中心的分级诊疗体系

——广东省深圳市分级诊疗制度建设经验

深圳市委市政府始终坚持以人民为中心的发展思想，深入贯彻落实健康中国战略，以基层为重点、以健康为中心，以问题和目标为导向，将深化医药卫生体制改革与推进卫生健康事业发展、健康深圳建设紧密结合起来，以构建整合型优质高效医疗服务体系为抓手，持续推进优质医疗资源扩容下沉，加强城市医疗集团规范化建设，将社康机构建设成为市民健康管理服务基础平台，不断完善分级诊疗制度，努力全方位全周期保障市民健康。

一、 主要做法

（一）构建"两级管理、四级架构"的整合型医疗服务体系

落实两级政府管理责任，完善四级架构服务体系，构建"市级医疗中心＋基层医疗集团"整合型医疗服务体系。市政府负责组建市级医疗中心，区政府负责建设基层医疗集团（城市医疗集团），以市属医院、区属医院、社区医院、社区健康服务中心为主要力量，落实各自功能定位，建立健全责任明确、层级清晰、功能完善、分工协作的优质高效医疗卫生服务体系。

1. 在市级层面以市属医院为主体设置市级医疗中心。

按照学科分类，市级医疗中心承担全市相关学科领域急危重症、疑难病症诊疗任务以及学科建设、人才培养、科学研究、重大疾病防治体系建设等责任。

2. 在区级层面以区属综合医院（含中医院和中西医结合医院）为主体设置基层医疗集团。

基层医疗集团主要承担行政区（管理区）或若干街道内的居民健康管理和常见病、多发病、慢性病的诊疗、康复、护理、急诊急救服务。

3. 在街道层面设置社区医院。

指定一家社区医院或大型社康机构承担街道公共卫生职能，负责统筹街道范围内公共卫生和居民健康管理工作。

4. 在社区层面加强社区公共卫生职能。

指定一家社康中心承担社区公共卫生职能，负责统筹社区范围内公共卫生和居民健康管理工作。

（二）加强市级医疗中心能力建设

以实施"医疗卫生三名工程"、三甲医院倍增计划为主要抓手，提升市级医疗中心急危重症救治能力和医教研协同发展水平。

1. 推进高水平医院建设。

引进香港大学、南方医科大学等一批高水平医学院校来深办医行医。推进中国医学科学院肿瘤医院深圳医院、中国医学科学院阜外医院深圳医院在医院运营、学科建设、医疗质量等方面与主院区同质化发展、一体化管理。市人民医院等 7 家医院跻身广东省高水平医院建设单位行列，三甲医院总数达到 25 家。市第三人民医院进入复旦排行榜全国百强，香港大学深圳医院成为国家公立医院高质量发展 12 家试点医院之一。新增国家临床重点专科 2 个，总数达 16 个，3 个专科进入复旦排行榜全国前十。8 家医院进入全国公立医院绩效考核同类医院百强、2 家进入同类医院十强。深圳市参保人市域住院率达到 98.1%，肿瘤医院市外患者占比达 45%。

2. 提升学科发展水平。

对标国家医学中心、国家区域医疗中心，加强传染病、呼吸、精神、妇产科、儿科、神经、生殖等专科领域的市级医疗中心学科规划发展，全面提升医院综合实力和服务能力。完善专科医疗联盟和远程医疗协作网建设，推动优质医疗资源扩容下沉，促进医疗水平同质化发展。

3. 推进医教研协同发展。

支持香港中文大学、中山大学、深圳大学、南方科技大学建设医学院、发展附属医院。全新机制医学科学院筹建全面启动，国家感染性疾病临床医学研究中心、国家恶性肿瘤临床医学研究中心南方分中心、国家中医肝病区域诊疗中心等一批国家级重大医学科研平台在深圳布局。

（三）加强基层医疗集团规范化建设

贯彻落实《深圳经济特区健康条例》、国家《医疗联合体管理办法（试行）》有关基层医疗集团设置要求，全面推进基层医疗集团规范化建设。

1. 全面落实基层医疗集团网格化布局。

强化区属医院"强基层、促健康"功能定位，组建由三级医院或者代表片区内医疗水平的医院牵头，社区健康服务机构、康复护理机构等参与的基层医疗集团，以行政区、管理区或者若干街道为服务区域，落实基层医疗集团网格化布局任务。

2. 规范基层医疗集团运营模式。

坚持以"院办院管"为纽带，研究起草基层医疗集团建设规范，将集团社康机构管理部门转变为居民健康管理部门，着力于建平台（社康机构平台）、促融合（医院社康融合发展）、抓管理（居民健康管理）、推双转（双向转诊），统筹集团内医院和社康机构的人力资源、财务管理、医疗管理、质量控制、科研教学管理、信息管理、后勤采购配送等行政和业务部门设置，建立放射影像、医学检验、消毒供应、处方审核等资源共享中心，持续推动医院与其所举办的社康机构一体化运营，推进健全医院与社康机构融合发展的基层医疗集团运行体制机制、医疗与预防融合发展的学科发展方式、全科与专科协同服务的分级诊疗模式。

3. 加强基层医疗集团能力建设。

强化心血管、内分泌、呼吸内科、神经内科等重点学科建设，加强胸痛、卒中、创伤等医疗救治平台建设。推动临床科室、体检科室与社康机构等参与，建设健康管理服务平台，强化院前预防保健、院后随访管理，加强对居民全生命周期健康监测。整合社区健康服务、临床诊疗和康复护理服务链条，全方位提升健康服务水平。

（四）推进社区健康服务扩容提质

1. 落实社康机构建设管理责任。

出台《深圳市社区健康服务管理办法》，推动规划和自然资源、城市更新、住房建设等相关部门在规划编制新建住宅小区、城市更新和棚户区改造等新建、改建项目时，根据国土空间规划、社康机构设置规划等预留社康机构用房。以政府民生实事项目的方式强力推进社康机构建设任务，强化督查督办。将社康机构诊疗量占比、社康机构规划建设完成率、每万人拥有全科医师数、高血压患者规范管理率、老年人健康管理率、基层医疗机构中医诊疗量占比等指标纳入政府绩效考核指标体系，以绩效考核为抓手，全面提升社康机构建设管理工作效能。实施基本公共卫生服务绩效考核、社康机构服务质量星级评价，促进加强质量管理，提升群众满意度。

2. 修订出台社康机构设置标准。

新增社区医院设置类别，推动社区医院、社康中心、社康站多层次、多元化、便民化、特色化发展。将社区医院业务用房建筑面积由国家规定的不少于3 000平方米标准提升至4 500平方米；将社康中心业务用房建筑面积从原来的一类社康中心不少于1 000平方米、二类社康中心不少于400平方米统一提高到不少于1 400平方米；将社康站业务用房面积从不少于150平方米调整为不少于90平方米。支持机关事业企业单位医务室、村卫生室转型为社康站，鼓励在人员密集的工业园区、办公楼宇、商业综合体、大型机关企业事业单位和城中村等开办社康站。

3. 完善社康机构规划布局。

督促各区落实"十四五"社康机构新建、改建、扩建网点规划，推动在常住人口超过10万人且辖域内无区级综合医院（含中医院、中西医结合医院）的街道至少应设置一家社区医院，常住人口超过2万人的社区至少有1家社康中心，其他社区至少有1家社康站。推动深汕特别合作区4家乡镇卫生院全部转型为社区医院。2021年，深圳市新增社康机构91家，总数达833家，其中社区医院2家。

4. 提升社区健康服务能力。

加强社康机构装备配置，明确社康机构设备配置建议清单，在设置标准基础上，对社康机构装备配置标准进行升级，由各区结合实际需求开展设备配备及更新。完善社康机构用药保障，扩充社康机构药物品种，印发《深圳市社区健康服务机构诊疗常见慢性病用药目录（2021 版）》，社康机构慢性病药品目录在原来 2 种疾病 63 种药品基础上，扩充至 8 种疾病 233 种药品。建立基层医疗集团内部用药衔接机制，推进举办医院与社康机构药品目录统一化、药品采购和配送一体化，对于用量小的药物，通过预约取药、集团配送、快递到家等方式保障用药供给。

（五）加强社区医务人员队伍建设

1. 加大人才培养与使用激励。

实施《深圳市社康中心公开招聘住院医师和全科医师一次性生活补助发放实施细则》，明确社康机构公开招聘住院医师和全科医师分别按全日制本科生、硕士研究生、博士研究生每人 25 万元、30 万元、35 万元的发放标准，由区财政分 5 年等额发放。实施《深圳市基层医疗集团所属社康中心全科医生聘任高级专业技术岗位的指导意见（试行）》，基层医疗集团所属社康中心副高级及以上全科医师聘任不受所在单位高级专业技术岗位数量限制。2018 年以来，累计通过基层全科医师高级职称评审 223 人。

2. 壮大全科医师队伍。

制定《深圳市全科医师专业技术能力等级评价实施方案》及指标体系，启动全科疾病诊断编码编制和全科医师管理信息化平台建设，在福田区、宝安区试点开展全科医师专业技术能力评价试点。推动专科医师转岗培训，持续鼓励基层医疗集团内分泌科、心血管内科、呼吸内科、消化内科、中医科等专科医师参加全科医师转岗培训，培训合格且完成全科医学专业执业范围加注的，由市财政按每人 2 万元标准予以补助。政策实施以来，市财政共安排 4 544 万元支持全科医师转岗培训。全市现有全科医师近 7 500 名，社康机构公共卫生医师 862 名、护士 5 024 名。社康机构副高级及以上职称医师 870 名，占医师总数的 11.11%。

3. 增加公共卫生医师配置。

2021 年 8 月，市委编办印发《关于加强全市疾控工作力量的通知》，明确各区应按照深圳市第七次人口普查常住人口数，结合广东省编办等 4 部门《关于印发〈广东省城市社区卫生服务机构编制标准〉的通知》（粤机编办〔2011〕37 号）和《中共深圳市委机构编制委员会关于印发〈深圳市公立医院人员总量和内设机构设置标准〉的通知》（深编〔2020〕55 号）要求，配足配齐社康机构工作人员，增加社康机构公共卫生医师配置，确保 2022 年底前每个社康机构至少配备 1 名公共卫生医师及 1 名经过专业培训的流行病学调查员。

（六）完善分级诊疗引导机制

1. 完善医保基金引导机制。

委托第三方开展罗湖医院集团医保基金总额管理评估，制定《紧密型城市医疗集团医保支付方式综合改革实施方案》，进一步优化"总额管理、结余留用"医保基金结算方式，促进基层医疗集团主动"强基层、促健康"。在实行"二档、三档参保人绑定社区首诊，一档参保人在社区首诊打 7 折"政策的基础上，持续完善社康机构医保引导机制，新增慢性阻塞性肺气肿、冠心病、脑血管疾病后遗症等 6 种疾病，患者在社区首诊可享受 233 种药品打"五折"、签约家庭医生打"两折"医保用药优惠政策。将针灸、拔罐等 71 项中医类治疗项目以及中药纳入一档参保人社康"打七折"范围，引导群众优先到基层就诊并使用中医药服务。

2. 持续深化"三医联动"改革。

公办社康机构用房和基本设备购置纳入政府固定资产投资范围，坚持实行 10 元 / 人次的一般诊疗费制度。社康机构门诊补助最低标准提高到 40 元 / 人次，人均基本公共卫生服务补助标准提高到 134 元。社康机构的收费标准比二级、三级医院标准分别下调 10%、20%。鼓励专家进社区开设专科医生工作室，诊查费按举办医院标准收取。全市社康机构现有专科医生工作室 515 个。

3. 推进优质医疗资源扩容下沉。

支持市属医院专家进社区，组建 15 个专家工作组，到基层医疗集团、社康机构开展重大疾病防治业务指导、坐诊等工作。

4. 提高家庭医生签约服务水平。

出台《深圳市居民健康管理服务协议书（范本）》，健全居民健康管理服务签约制度，明确居民健康管理服务责任社康机构、责任医生，落实家庭医生职责，推动构建"预防保健、临床诊疗、健康管理"居民健康管理闭环。2021年，重点人群家庭医生服务签约率达 63.93%。

（七）推动健康管理服务平台建设

2021 年，深圳市居民电子健康档案达 1 748.30 万份，"社康通"注册用户超过 1 100 万，居民健康积分兑换量同比增长 240.1%。

1. 完善居民电子健康档案管理制度。

起草《深圳市居民电子健康档案管理办法》，推动实名制就医，推进全市所有医疗机构为服务对象建立居民电子健康档案，将居民电子健康档案作为完善居民健康管理制度的基础载体。制定居民电子健康档案技术标准和应用规范，全市各医疗卫生机构按照市卫生健康部门制定的数据接口规范，完成信息系统改造和对接，统一接入卫生健康信息化平台。

2. 加强社康服务平台建设。

制定《市民健康管理服务基础平台建设方案》，加快推进社康信息系统升级改造，按计划推进社康信息系统二期开发和系统初验。加强政务网络建设与信息系统联通，目前已完成公立医院千兆互联、社康机构租用运营商 VPN 线路互联，预计 2022 年底前完成包括社康机构在内的全市医疗卫生机构光纤组网，实现万兆到医院，千兆到社康的高速网络互通。完善基于移动医疗设备及可穿戴式设备的基本数据集，推动智能健康装备接入社康系统。推动社康机构与医院间数据对接，2021 年，扩大宝安区"市双向转诊信息平台"试点范围，在福田区全区试点。

3. 推动社康信息化便民惠民。

优化完善"社康通"小程序便民终端，完善健康教育、新冠病毒疫苗接种服务等功能模块，开发上线"社康通医护端"APP 和健康积分商城管理系统，满足社康机构医务工作者移动工作需求，引导居民积极参与自我健康管理。

二、 主要成效

（一）以慢性病为主的分级诊疗格局初步形成

2021 年，深圳市平均 2 万人拥有 1 家社康机构，90.33% 以上的居民 10 分钟内能到达最近的医疗点，每万人全科医生数达 4.2 名，城市医疗集团内社康机构的诊疗量占比达到 51.25%。70% 的慢性病患者、老年人等重点人群有了自己的家庭医生，社康机构高血压、糖尿病诊疗人次占全市同病种门诊总量的比重提升至 84.7%、76.9%。

（二）医疗费用保持在较低水平

2020 年，全市公立医院财政补助收入占总收入的比例达到 30% 以上，药占比下降至 22.9%；次均门诊费用 248.87 元，次均住院费用为 11 353.35 元，低于全国副省级城市的平均水平。全市居民个人卫生支出占卫生总费用的比例连续 4 年维持在 20% 以下。

（三）市民健康水平持续提高

2020 年，深圳市居民期望寿命提高到 83.53 岁，居民健康素养水平提高到 45.98%，孕产妇死亡率降低至 4.79/10 万，婴儿死亡率降低至 1.14‰，主要健康指标持续稳定在发达国家和地区水平。清华大学中国新型城镇化研究院、万科公共卫生与健康学院联合发布的清华城市健康指数，深圳市连续两年位于健康引领型城市之首。13 项 "健康中国 2030" 规划目标，深圳有 10 项提前完成。

（四）基层疫情防控成效突出

疫情初期，市中医院学苑社康中心接诊报告深圳首例患者，是全国首个由基层医疗机构报告的可疑患者。基层医疗集团发挥集团化、网格化、专业化优势，与规模以上企业、学校建立卫生健康和疫情防控对口协作机制，实行 "医院包企业"、向学校派出卫生健康副校长，833 家社康机构参与组建 "三位一体" 工作小组，在人员排查、核酸检测、疫苗接种、隔离医学观察等方面发挥了重要作用。

（五）改革创新成效得到行业高度认可

深圳市整合型医疗卫生服务体系建设荣获 2019 年 "广东医改十大创新典

型"、中国人口宣传教育中心"2019 中国价值医疗十佳优秀案例"和第三届中国健康产业创新"特别贡献奇璞奖"。深圳城市医疗集团模式获国际顶尖医学杂志 *The Lancet*（《柳叶刀》）推荐介绍，入选深圳推进粤港澳大湾区和中国特色社会主义先行示范区建设实践案例社会建设类第一篇。"创新构建'两融合、一协同'的整合型医疗卫生服务体系"成为深圳先行示范区创新举措的 47 条经验之一。

（广东省深圳市卫生健康委）

组团式帮扶提升
县域能力

——广东省化州市分级诊疗制度建设经验

近年来，南方医科大学南方医院（以下简称"南方医院"）坚持以人民健康为中心，通过实施名医、名科、名院带动战略对化州市人民医院开展"组团式"帮扶工作，加强组织管理，强化协作，加强人才培养、重点专科建设，推动化州市人民医院医疗卫生事业迅猛发展。通过以"龙头"辐射县域，下沉优质资源，做强基层，夯实分级诊疗体系的基础，上下联动、急慢分治，建立了闭环性、连续性的医疗卫生服务模式，蹄疾步稳地推动"基层首诊、双向转诊、急慢分治、上下联动"的分级诊疗格局形成。自 2017 年以来，化州市的县域住院率由 2017 年 76.8% 上升到 2020 年的 87.0%，上升了 10.2 个百分点；2020 年底县域内基层住院占比 47.63%，同比增长 1.15%；2018—2020 年，基层分院床位使用率由 74.62% 上升到 79.45%。

一、 改革背景

化州地处广东省西南部，为茂名市代管的县级市，因盛产化橘红而被称为"中国化橘红之乡"。全市 130 万常住人口，行政区域属于南北狭长的地形，从中南部的县城到最北边的村镇距离达 100 多千米，加之道路崎岖，开车单程需要 2 小时左右，这给危重症的抢救带来了很大问题，加上化州市卫生健康基础较周边薄弱，是茂名市患者外流最多的县（市）。

2018 年，为改变县域医疗现状，广东省选取 54 家高水平三甲公立医院的 57 支队伍，"组团式"全覆盖帮扶 57 个县 78 家县级医院。化州市人民医院正是这 78 家结对子医院之一，结对医院是南方医科大学南方医院。

化州市的疾病谱显示导致患者外流的疾病排第一的是脑血管疾病，随后依次是心血管疾病、恶性肿瘤、骨科疾病。南方医院围绕构建"基层首诊、双向转诊、急慢分治、上下联动"的分级诊疗格局目标，坚持由以治病为中心向以健康为中心转变，先后派出了心脏、介入、呼吸、妇科、骨科等科室的专家开展"组团式"帮扶工作。通过实施名医、名科、名院带动战略，提升化州市人民医院医疗服务能力，落实医改"补短板强基层"政策，加快建立分级诊疗制度，以常见病、多发病、慢性病分级诊疗为突破口，完善服务网络、运行机制和激励机制，引导优质医疗资源下沉，形成科学合理就医秩序，推动广东省化州市卫生健康事业高质量发展。到 2021 年，分级诊疗服务能力全面提升，保障机制逐步健全，布局合理、规模适当、层级优化、职责明晰、功能完善、富有效率的医疗服务体系基本构建，基层首诊、双向转诊、急慢分治、上下联动的分级诊疗模式逐步形成。

二、 主要做法

（一）以组团式帮扶为抓手，做强"龙头"

1. 加强组织管理，强化协作，形成帮扶"授""受"工作的合力。

南方医院高度重视"组团式"紧密型帮扶工作，成立了南方医院医疗卫生人才"组团式"紧密型帮扶机构，由时任南方医院党委书记的朱宏同志担任组长，下设办公室，负责建立沟通机制，联系院间业务，定期向南方医院汇报帮扶"授""受"工作情况和制订工作计划、总结工作经验。化州市人民医院建立与之相适应的工作机制，由医务科牵头对接协作，为帮扶团队落实住宿、伙食、办公区域等有关工作问题，与南方医院建立了紧密的工作联系，共同研究问题。

2. 加强人才培养，提升能力，奠定学科稳步发展的基石。

南方医院始终把"培养本土人才、提升造血能力"作为帮扶医院发展首要任务。化州市人民医院受援科室抽出优秀年轻骨干医师，通过"拜名师、提医德、强技能"方式，激发承接技术医务人员学技术、钻业务的热情。建立激励机制，派员到南方医院进修学习。截至 2021 年 8 月，外派短期学习医护人员 85 人，管理人员 26 人。组织开展强化培训。南方医院帮扶专家在化州市人民医院开展各类学术讲座、博士论坛、业务培训、技术操作示范 200 余场次，培训医务人员 4.2 万余人次。县级医院的医生之所以成长较慢，很多时候是因为缺乏眼界，看不到更远的东西，加上自信心不足，导致他们的知识维度受限。在南方医院倾力帮扶下，化州市人民医院选送数十名年经骨干到省外大医院进修，开拓视野，提升个人医疗技术水平。

3. 加强重点专科建设。医疗工作始终是医院的工作重点，医疗工作的核心就是专科建设。

专科水平是一家医院的核心竞争力，而一个学科综合服务能力的提升，需要一个循序渐进的过程，而非是一朝一夕可以做到。化州市人民医院有神经内科、呼吸内科、普外一、胸外科、妇科、骨科等 6 个茂名市重点专科。结合化州外流最多的疾病主要为心脑血管疾病，呼吸系统疾病，肿瘤等，南方医院重点加大对化州市人民医院神经外科、心内科、呼吸科和外周介入科的专科建设力度。

（二）以"龙头"辐射县域，提升基层医疗服务能力，夯实分级诊疗体系的基础

基层首诊的前提是基层医疗机构有足够的能力。南方医院把名医工作室延伸开来，主动在乡镇建立乡镇名医工作站，依托对口名医工作室，由名医工作室对口支援名医工作站，采取化州市人民医院专家特派驻站帮扶的形式，将优质的医疗人才资源下沉到一线，将先进的管理方法通过化州市人民医院覆盖到基层，将科学的医学常识普及到山区，帮助基层医疗机构提升诊疗水平和能力，有效解决基层乃至山区百姓看病就医难问题。南方医院"组团式"帮扶专家协同化州市人民医院的专家补足基层医疗服务的"短板"。化州市人民医院派出 72 名临床专家一对一结对精准帮扶 18 家乡镇卫生院和 6 家社区卫生服务中心。在南方医院指导下，统一医共体内各成员单位的医疗安全与质量控制体系，建成"四个一"工作体系（即一个专家工作室、一个特色门诊、一个联合病房、一个业务培训体系）。专家定期排班下乡出诊，手把手地指导基层医师开展二级以下的手术，使基层分院医师掌握了一些手术技巧，填补了一些不能开展的项目空白，为基层"造血"，培元固本。

（三）上下联动，推动形成急慢分治的诊疗格局

2019 年 9 月，南方医院牵头设置国家创伤区域医疗中心，化州市人民医院正式加入。国家区域创伤医疗中心协同建设单位落户化州市。通过创伤中心的建设，总医院化州市人民医院与各分院共同构成县域创伤救治中心网络，建立集预警网络、分检、转运、救治、康复、随访于一体的县域三级创伤救治一体化健康管理体系，提升县域整体创伤救治能力，规范流畅的、闭环的严重创伤院前急救和院内救治一体化救治流程，明显降低县域创伤致残率和致死率。如在北部乡镇有患者突发胸痛、卒中或严重创伤，救护车从县医院赶过去，来回就要 4 小时，早已错过了最佳抢救时间。在南方医院帮扶指导下，化州市人民医院在化州北部、中部和人民医院本部各设置了一个急救点，分别覆盖化州北部、中部和南部地区，保证全县范围的创伤急救都能得到快速响应。同时，引入了人工智能（AI）医疗急救信息化产品，帮助基层医生对急救时的患者症状作出快速判别，并迅速做出合适的处理。推动形成急慢分治的诊疗格局。

（四）整合资源，构建闭环性、连续性的医疗卫生服务体系

2020 年，在化州市委市政府的领导下，组建了由化州市人民医院牵头，县域内公立医疗机构组成的紧密型县域医共体，建立起了完整、优质的县、乡、村三级医疗服务体系。在南方医院"组团式"帮扶下，以患者为中心，聚焦影响化州市人民群众的一些重点疾病，通过整合科室、建立便捷流程等，推动"五大中心"建设。同时，南方医院"组团式"紧密型帮扶专家团队紧紧围绕化州市医共体建设开展帮扶工作，建立省、市、镇、村四级分级诊疗体系，省级专家下沉至县，县级专家下沉到镇及村卫生站开展具体帮扶工作。通过上下联动，建设慢性病、卒中、儿童哮喘与慢性咳嗽规范化管理体系、急救网络（市中心、中心镇分中心、分片区站点）、新生儿复苏规范化管理体系等，实现县域健康管理与急诊急救网格化全覆盖，构建闭环性、连续性的医疗卫生服务体系。

（五）创新医防协同，坚持以人民健康为中心

2020 年 9 月，时任南方医院党委书记的朱宏将化州定为国家健康管理综合服务应用示范的示范区，将浙江大学公共卫生学院的慢性病管理团队引进化州。通过关口前移的方法，将糖尿病、高血压等患者有序地控制好，从而降低脑卒中、心肌梗死等疾病的发病率。同时，开展肿瘤早期筛查和诊治县域试点项目。首先，一级预防。通过全民筛查，明确患肿瘤的高危人群，制订方案，由卫生院、村卫生站在数字化手段的帮助下，对患者进行健康管理和健康宣教。主要激励方式有"健康银行""健康分"等。其次，二级预防。在高危患者的管理中，使用数字化工具，对目标人群实行个体化体检方案，确保肿瘤能够早期检出。同时，将确诊患者资料上传系统，省级专家多学科协作（multi-disciplinary team，MDT）团队给出明确治疗方案后，在县域总医院实施，如果需要手术协助，则由省级医院签约医生下沉完成。再者，三级预防。患者治疗出院后，由省级医院专家制订随访方案，由县域总医院作首次随访，由镇卫生院作居家随访和康复工作。创新建立了县域医共体肿瘤医防协同体系。化州市目前在四级联动分级诊疗模式下建立了肝癌、肺癌、胃癌、结直肠癌早筛管理路径，并已经开展了 10 万人的肝病筛查，乙型肝炎患病率 13.8%，高危人群占比 16%，实现了数字化平台下的患者精准管理和随访，全面降低肿瘤发病率和提高生存率。

三、主要成效

（一）医院综合服务能力得到提高

经过南方医院 3 年"组团式"帮扶，化州市人民医院借助先进的医院管理经验和现代化医院管理制度，使学科发展进入了快车道。新建科室 10 个；实施新技术新项目 100 余项；制定医院制度 38 项；15 个科室结成帮扶对子；CD 型病种由 2017 年的 5 711 例增加至 2020 年的 33 858 例，增长近 5 倍，占比由 13.4% 增加至 66.3%；三、四级手术量由 2017 年的 2 331 例增加至 2020 年的 12 710 例，增长 4.5 倍，占比从 23.5% 增加至 44.6%。九大临床科室进入中国

县域排行榜 20 强，2019 年省内 57 家县级人民医院 DRGs 排名为第 7 名，为化州 170 多万群众在家门口提供南方医院的专家接诊治病待遇。

（二）基层医疗卫生服务能力得到提升

2020 年，在化州市委市政府的领导下，组建了由化州市人民医院牵头，县域内公立医疗机构组成的紧密型县域医共体。南方医院"组团式"帮扶专家协同化州市人民医院的专家补足县域内医疗服务"短板"。化州市人民医院以南方医院"组团式"帮扶为契机，建立起了完整、优质的县、乡、村三级医疗服务体系。自 2017 年以来，化州市的县域住院率由 2017 年 76.8% 上升到 2020 年的 87.0%，上升了 10.2 个百分点（意味着约 5 万患者回流）；2020 年底县域内基层住院占比 47.63%，同比增长 1.15%；2018—2020 年，基层分院床位使用率由 74.62% 上升到 79.45%。基层就诊率连续四年超过 80%，均远超全省平均水平。

（三）双向转诊更加有序，形成急慢分治的诊疗格局

截至 2021 年 8 月，化州市人民医院每月通过双向转诊上转的患者数平均 229 人次，下转患者数平均 136 人次。远程心电中心 2021 年 2 月 1 日投入使用，截至 2021 年 8 月 31 日共接收 9 297 份远程心电检查，中心报告 8 815 份，其中危急（心肌梗死）心电图 316 份，209 人，均通过 120 急救指挥中心转到化州市人民医院进行有效救治。远程影像诊断中心平均每月为基层医院出具影像诊断报告 312 份。同时南方医院利用远程会诊和远程培训体系，保障化州市群众疑难疾病的诊疗能在县域内完成。截至 2021 年 8 月，化州市人民医院与南方医院进行远程会诊达 58 例。

四、 启示与建议

沙滩建不起高楼。分级诊疗体系建设首先是要强基层、强县域，提升服务能力，夯实建设基础。南方医院的"组团式"帮扶，系统整合资源，通过人才培养、专科建设、资源下沉等，做强县域"龙头"，辐射带动基层，提升了县域医疗卫生服务能力。同时以人民健康为中心，创新医防协同，推动了化州市

分级诊疗体系建设。分级诊疗是政府对医改的导向和要求，是个系统工程，尽管在南方医院"组团式"帮扶下化州分级诊疗体系的探索有了良好的开局，但要建立双向转诊的长效机制，仍有许多问题需要进一步探索和破解。

1. 医保对分级诊疗实行不同支付比例的矛盾。

对不同级别医院实行不同支付比例是目前各省的通用做法，对分级诊疗起到了一定作用，但在一定程度上也制约了作为医疗体系中关键环节的县级医院的发展。

2. 就医观念的转变。

医疗消费不是普通商品消费，事关健康与生命。受传统消费观念的影响，中产阶级以上群体（含干部）的就医观念的转变需要一个过程。

3. 基层医疗机构的服务能力。

启动医改后各级财政对基层医院加大了投入，硬件得到明显改善，但人才仍是薄弱环节，推行医生多点执业后，现状将会有所改善。

4. 县级医院的发展困惑和压力。

在目前各级政府财政投入的实际背景下，公立医院的医疗业务收入是维持医院运营和发展的重要或唯一来源，医院管理者不得不考虑业务量和业务收入，有趋利动机是不得已而为之的困境。只有在加大政府财政投入的前提下，公立医院通过调整优化费用结构，加快周转，引进培育新技术等措施，才有积极推进双向转诊的原动力。

（刘冠贤　广东省卫生健康委）

欠发达地区分级
诊疗制度建设实践

——四川省南充市分级诊疗制度建设经验

为加快建立完善合理的分级诊疗制度，有效缓解群众"看病难、看病贵"问题，促使医疗资源合理利用、医保基金安全运用、政府投入最大效用，南充市全面贯彻落实国家分级诊疗制度建设改革任务。改革试点以来，将分级诊疗制度建设与公立医院改革同安排、同部署、同探索、同创新，坚持把资金投入到基层、资源共享到一线、病员引流到县内、签约服务到家庭、创新机制育人才，探索出了欠发达地区分级诊疗制度建设的南充样本。2020 年，县级医疗机构住院人次同比增长 25.79%，县域内就诊率保持在 90% 以上，公立医院改革被四川省评选为党的十八大以来全面深化改革典型案例，并受到国务院办公厅通报表扬。

一、 改革背景

建立分级诊疗制度，是合理配置医疗卫生资源、促进基本医疗卫生服务均等化的重要举措，是深化医药卫生体制改革、建立中国特色基本医疗卫生制度的重要内容，对于促进医药卫生事业高质量发展、提高人民健康水平、保障和改善民生具有重要意义。为逐步缓解群众看病难的问题，国家在公立医院改革顶层制度设计上，提出了重点建立分级诊疗的就医新秩序，通过"资源下沉""医保杠杆"等手段，从政策层面上来逐步引导群众根据病情的需要，实行分级医疗，建立科学合理的就医新秩序。

南充市是四川省第二人口大市、川东北医疗卫生中心，医疗卫生资源总量居四川省第二位，拥有高等医学院校 1 所，三级医院 16 家，病床 4.55 万张，医卫人员 5.12 万人，国家、省、市重点专科（学科）128 个。医疗服务辐射遂宁、广安、达州、巴中等周边 3 700 万人，年总诊疗量 3 400 余万人次，市、县、乡、村四级医疗卫生服务体系健全完善，具有分级诊疗制度建设的坚实基础和现实意义。分级诊疗制度改革前，南充市虽然卫生资源总量居全省第二，但由于南充是人口大市，人均卫生资源严重不足，每千人口床位数、执业（助理）医师数、注册护士数均低于全省平均水平；卫生资源分布不平衡，优质卫生资源和高精尖医疗设备主要集中在城区医疗机构，基层医疗机构服务能力低下，医疗卫生服务的可及性、公平性和便利性亟待提高，大医院人满为患、基层门可罗雀现象十分明显；基层条件艰苦、待遇差，卫生人才招不来、引不进、留不住现象十分突出，基层群众看病就医获得感严重不足。

2010 年全省启动公立医院改革试点，省委、省政府多方评估，选定南充为唯一的改革试点市。南充市紧紧抓住公立医院改革国家联系试点城市机遇，紧紧围绕"小病不出村、常见病不出乡（镇）、大病不出县"，提出逐步建立"基层首诊、双向转诊、急慢分治、上下联动"的科学合理就医制度，2015 年在全域 9 县（市、区）进一步推进分级诊疗制度建设，将县域内就诊率保持在 90% 以上。

二、 主要做法

（一）资金投入到基层

1. 建立基层倾斜保障机制。

研究建立"市级财政对县级及以下卫生投入占比逐年提高、县级财政卫生投入占经常性财政支出比重逐年提高"的"两提高"基层财政投入机制，使基层财政保障有力。改革以来，全市累计完成县级及以下医疗卫生投入 80.8 亿元，27 家县级医疗机构和 443 个乡镇卫生院全部进行了新（改、扩）建，6 000 余个村全部建成标准化村卫生室，新增业务用房面积 56 万平方米，县级及以下医疗机构新增床位 1.2 万张，较改革前增长 116%。

2. 建立基层长效补偿机制。

切实强化基层政府办医职责，研究制定基层医院长效补偿机制实施办法，进一步调整财政支出结构，全面落实国家规定的基层医院基础设施建设、大型设备购置等六大投入政策。改革以来，各级财政落实基层医院重点学科建设、人才培养等资金年均增幅保持在 12.3% 以上，远高于当地财政支出比例。

3. 建立基层社会资本招引机制。

认真落实国家、省关于促进社会办医加快发展实施意见有关政策，研究制定基层办医社会资本招引保障机制，按照每千人口不低于 1.5 张床位为基层社会办医预留发展空间，取消基层社会办医数量、类别和地点等限制，并对基层社会资本实行"一同等三优先"政策，完善民营医院在医保政策、审批准入等方面的同等待遇政策，新增卫生资源、短板业务、后勤服务优先向民营资本开放政策。目前，全市共有民营医院 132 家，床位 1.46 万张，占总床位的 32.09%。

（二）资源共享到一线

1. 规范建设医疗联合体。

坚持"规划发展、分区包段、防治结合、行业监管"原则，研究制定《南充市医疗联合体建设实施方案》，依托南充市中心医院和川北医学院附属医院两家省市级三级甲等医院，对县级医院和乡镇卫生院资源进行划片整合，组建两大城市医疗集团，集团内部信息互通、资源共享、双向转诊，推动三甲医院优质资源下沉。在 9 县（市、区）以人民医院、中医医院为核心，以乡镇卫生院（社区卫生服务机构）为支撑，以村卫生室为网底，组建区域医疗联合体 34 个，采取共建共管、多点执业、技术帮扶等方式，全面带动盘活基层医疗卫生资源。顺庆区作为全国县域医共体建设试点，以 3 家区级医疗机构为牵头单位，开展"3 + N"（N 为乡镇卫生院、社区卫生服务中心数）医共体建设，初步实现医共体内人事、财务、资产、业务、药耗采购、配送"六统一"。

2. 规范开展"互联网＋"医疗服务。

扎实推行"互联网＋医疗健康"发展，以数字化医院建设和规程诊疗为突破口，以集中诊断中心建设为平台，积极探索互联网医疗健康服务。引导促进县级公立医院与中国医学科学院北京协和医院、四川大学华西医院、陆军军医大学第二附属医院（新桥医院）等知名医院建立远程会诊平台40余个，先后开展规程诊疗3.8万余人次。建成互联网医院1家，实现基层群众网上问诊，现已开展网上门诊8万余人次。分别以市中心医院、川北医学院附属医院和9个县（市、区）人民医院为牵头医院，建立市、县级区域影像、心电、检验、病理集中诊断中心和远程医疗协作网11个，基层医疗机构影像、心电、检验等资料可直传市级、县级集中诊断中心，由上级医院专家出具诊断报告，有效解决基层卫生人才不足、设备落后的问题，让群众在基层医疗机构检查、按基层收费标准支付、享受上级医疗机构专家诊断服务。截至目前，全市已完成集中诊断40万余人次，为基层患者节约诊费2 000余万元。

3. 实施高端人才基层行。

精准对接健康扶贫和乡村振兴工作，根据基层不同类别人才需求，组织川北医学院附属医院、市中心医院两家省市级三等甲等综合医院，采取挂职副院长、挂职科主任、专家坐诊等形式下沉医学博士等高级人才100余人，对口帮扶9县（市、区）基层医疗卫生机构。同时，坚持对中级职称和副高级职称实施对口支援政策，落实职称晋升前完成对口支援基层1年政策，将优质卫生资源最大限度下沉到基层。

（三）病员引流到县内

1. 强化医政政策引导。

建立城乡居民医保门诊统筹制度，统筹基金原则上用于基层定点医疗卫生机构发生的门诊费用。充分发挥医保就医引导作用，完善医保差异化支付政策，合理拉开不同等级医疗机构住院费用报销起付线和报销比例差距，明确在县内就诊的报销比例最高可达85%，在市级以上医疗机构就诊的报销比例最低仅为50%。在实施按病种分值付费（DIP）改革中，单列基层病种，以基层实施该病种成本为指导合理确定病种价格。全市所有医院收治基层病种患者，坚持同病同价同付费，引导病员合理分流。

2. 落实各级医疗机构功能定位。

认真落实基本医疗病种目录和疑难杂症病种目录，研究制定医疗机构发展指导意见，明确划分市、县、乡、村四级医疗机构的诊疗范围，推动大型医院"控量、提质、下沉"，明确市级以上医院的出入院标准、转诊标准和床位上限标准，在加强急诊建设的基础上，严格限定大型医院门诊诊疗量和号源，逐步关停市级医院周末普通门诊和便民门诊，全面停止市级医院成人门诊输液，防止因"大医院"无序扩张挤压"小医院"发展空间，最大限度减少虹吸效应，为基层首诊留出发展空间。

3. 提升县级医院服务能力。

加强县域内常见病、多发病相关专业科室、紧缺专业科室建设，坚持每2年为一个周期，将各县（市、区）县级医院转诊率较高的3个科室列入补短板弱项项目，通过建设重点专科、设置联合病房、建立专科联盟等形式，加快县级医院短板科室建设。改革以来，先后对县级医院心血管内科、重症医学科等特色科室和肿瘤科、神经外科等科室进行重点打造，进一步提升县级医院服务水平。逐步将临床应用成熟、安全风险可控的限制类医疗技术下放到基层。改革完善基层基本药物制度，允许基层医疗卫生机构配备使用一定比例非基本药物，保障基层用药需求。目前，全市县级医疗机构门诊人次、住院人次分别同比增长12.21%、12.31%，县域内就诊率保持在90%以上。

4. 推动区域协同发展。

全力融入成渝经济区协同发展。组织辖区医疗机构积极对接成渝，全力融入成渝双城经济圈建设。与成都市卫生健康委签订区域协同发展协议，在卫生人才培养、医疗卫生服务、医学教育科研、远程医疗、专科联盟等方面进行交流合作。南充市第四人民医院（南充市妇女儿童医院）成功开通四川省妇幼保健院远程会诊平台，蓬安县人民医院与39家互联网医院建立合作关系，南充市第四人民医院加盟四川大学华西第二医院生殖技术专科联盟，高坪区人民医院与四川大学华西医院签订检验科联盟合作协议。南充市部分医疗卫生机构与重庆市儿童医院、重庆市妇幼保健院组建医疗联合体。南充市红十字中心血站与重庆市血液中心达成血液资源调配合作协定；南充市中医医院与重庆医科大学附属儿童医院在儿童骨科临床技术、教科研等方面达成合作共识。

（四）签约服务到家庭

1. 实施团队签约。

制定《家庭医生健康双签约服务实施办法》，针对老年人、孕产妇、儿童、慢性病患者等重点人群，开展乡村（社区）医生与乡镇（社区）卫生服务中心、乡村（社区）医生与乡镇（社区）居民健康"双签约"服务。按照"1名二级及以上医院专科医师＋1名社区（乡镇）卫生服务机构医生＋1名基层诊所医生"的原则，组建家庭医生签约服务团队，建立起"分片包干、团队合作、责任到人"的工作责任制，构建"县＋乡＋村（社区）"三级联动机制，负责提供上门诊断、定期体检、健康咨询等11项签约服务，做到随时响应、每月入户、每季随访、每年体检。

2. 转变服务模式。

由二级及以上医疗机构负责确定治疗方案，基层机构负责组织实施，积极引导二级及以上医院医师到基层多点执业，二级及以上医院为转诊签约患者开辟绿色通道。签约服务后，全市三级医院以慢性病为主的普通门诊人次下降了9%，一级及以下医疗机构上升了13%。

3. 明确签约服务政策。

明确每人每年15元签约服务费由医保基金、基本公共卫生服务经费按照1∶2的比例进行分担，签约居民无须支付费用，促进了签约服务的应用推广。基层上转患者提高5%～10%的住院报销比例，上级下转患者不再另计起付标准。目前，全市已组建家庭医生签约服务团队3 122个、重点人群签约覆盖率达到76.59%。

（五）创新机制育人才

1. 建立员额管理制度。

进一步改革完善基层医院编制管理政策，实行员额管理，根据编制床位、业务量等动态调整员额总量，在员额总量内，扩大基层医院公开招聘自主权限，适当放宽学历、职称、岗位等招聘条件及开考比例、招考形式等招聘程序，搭建基层人才引进的"绿色通道"，有效解决编制不足问题。将卫生人才纳入"嘉陵江英才工程",出台岗位激励资金、住房保障等激励政策,实行特聘制度。近3年,引进硕(博)士800余名。

2. 科学核定人员编制。

制定《南充市公立医院编制管理办法》,按照服务人口县级1‰、市级0.4‰、设有专科医院的县(市、区)1.4‰的比例制定了县级、市级公立医院人员编制试行标准,实施后县级公立医院编制数较原有增加48%。

3. 创新"卫生＋教育"新模式。

为切实缓解基层卫生院和村卫生室招不来、引不进、留不住的问题,探索开展"卫生＋教育"人才培养新模式,由各县(市、区)政府选派,南充卫生学校定向招录当地初高中毕业生进行为期3年的学历教育,学习期间费用由各县(市、区)财政保障,学成毕业后,按原渠道返回各县(市、区)基层卫生院、村卫生室工作,为基层培养一支来得了、留得住、有技能的本土化医疗卫生人才队伍。截至目前,已为各县(市、区)培养本土化医疗卫生人才1 800余名,切实缓解基层乡镇卫生院、村卫生室人才缺失现状。

三、 主要成效

(一)医疗卫生服务可及性明显增强

全市卫生资源总量明显增加,卫生人员数和病床数分别增加到5.12万人、4.55万张。每千人口执业医师数、注册护士数、床位数分别增加到2.26名、2.39名、7.07张。医疗卫生机构业务用房面积达到343.41万平方米,其中基层医疗卫生机构91.79万平方米,万元以上设备达到2.7万台(件)。基层医疗卫生机构服务能力明显改善,80%以上居民15分钟健康圈基本建成,大医院"三长两短"(挂号、候诊、缴费时间长,检查、诊疗时间短)、加床现象等突出问题逐步缓解。

(二)医疗卫生服务公平性不断改善

基层医疗卫生服务体系逐步健全完善,服务能力不断提升,群众健康需求不断释放。全市总诊疗量达3 497万余人次,其中基层医疗卫生机构2 208万人次；健康检查人次达 225 万余人次，其中基层医疗卫生机构 152 万人次；住院人次达 117 万余人次，基层医疗卫生机构 27.25 万人次。特别是随着健康扶贫的开展，贫困患者县域内住院费用个人支付占比控制在 10% 以内，因病致贫、因病返贫现象得到有效缓解。城乡居民基本医保实现全覆盖，消除了城乡二元差别，提升了医保公平性。

（三）城乡居民健康水平明显提升

全市孕产妇死亡率下降至 2.09/10 万，婴儿死亡率下降至 1.78‰，5 岁以下儿童死亡率下降至 2.89‰，均低于全省平均值。全市甲、乙、丙类传染病报告发病率 344.16/10 万，连续 15 年低于全省平均值。

（四）群众就医获得感全面增强

双向转诊方面，2020 年，全市医疗机构双向转诊人次数 8.86 万人次，同比增加 12.70%。顺庆区县域医共体内上转同比增加 15.3%，下转同比增加 19.21%。全市城乡居民参保率达到 95.34%，门诊补偿比例达 67.02%、住院费用政策范围内报销比例达到 78.81%、实际报销比例达 66.38%。全市门诊次均费用、住院次均费用增幅分别控制在 5.5%、7.51%。综合医院住院费用药占比下降至 23.17%，患者个人自付比例从 34.5% 下降至 28.4%，群众就医获得感明显增强。

四、 启示与建议

（一）特点与启示

1. 坚持党的领导是根本保证。

分级诊疗制度作为深化医改的重要内容之一，成功的关键在于坚持党的领导，在于强有力的组织保障和责任的落实。南充市委、市政府把分级诊疗制度建设列为重大民生工程，主要领导亲自研究部署、亲自推动落实，将分级诊疗的实施情况及成效纳入政府绩效考核目标，建立了综合督导和专项督导制度。市县在医改领导小组下成立分级诊疗制度建设推进工作专班，建立进展通报、重点联系、检查督导等工作制度，合力推进分级诊疗制度建设。

2. 坚持公平可及是前提基础。

分级诊疗制度改革的现实目的是让广大人民群众公平享有基本医疗卫生服务。改革以来，南充市始终坚持加强医疗卫生机构设置规划，合理布局医疗卫生机构，明确各级医疗卫生机构规模和功能；坚持以"创等达标"为抓手，扎实推进医疗卫生机构重点专科、信息化等内涵建设，全力提升医疗卫生服务能力；坚持以医联体、集中诊疗中心等为平台，促进优质卫生资源下沉，以实施高端人才基层行等为载体，让基层群众公平享有高水平医疗卫生服务。

3. 坚持能力提升是重中之重。

分级诊疗制度能否顺利实施，重点是基层服务能力强不强。南充市坚持以项目建设为抓手，进一步加快基层医疗卫生机构基础设施建设、设备配置，改善基层就医环境。坚持以创新人才管理培养机制为突破点，特别探索的"卫生＋教育"基层人才培养模式，切实解决好基层卫生人员招不来的问题，缓解了乡村医生年龄结构偏大的问题。以完善基层医疗机构绩效工资制度为着力点，提高基层医务人员待遇，解决基层医务人员留不住的问题，真正夯实基层卫生人才队伍，确保基层有能力服务、有人服务，让基层能够有效承接基本医疗卫生服务。

4. 坚持群众实惠是最终目标。

改革的最终目的是要让群众获得实惠。改革以来，南充市着力于解决好公益性和积极性两个根本问题，加强基层医疗机构投入，强化诊疗行为的监管考核，严厉打击大检查、大处方等过度医疗行为，加大医药费用控制力度，努力缓解群众看病难、看病贵现象。同时，在坚持群众得更多实惠的基础上，积极推动基层落实"两个允许"，研究建立符合医疗卫生行业特点的人事薪酬制度，切实保障基层医务人员合理待遇，有效调动基层医务人员积极性。大力加强公众正确认识医学规律，树立正确的科学就医观，推动分级诊疗制度改革不断取得新成效。

（二）问题与建议

1. 政府财政投入的可持续性问题。

南充地区总体属于欠发达地区，政府财政预算紧张，是否能按分级诊疗建设初期投入的资源总量和增长幅度持续投入，从而确保分级诊疗改革可持续发展是利益相关者关注的问题。尽管当地政府决策者已清楚地察觉到该问题，并尽力构建长效机制，但还有待时间和实践的检验。

建议在分级诊疗改革中，既要分级，更要协同。因此，建议加快医联体/医共体建设，在整合下进行分级诊疗，构建全生命周期的医疗卫生服务体系。同时，应该考虑对资源利用率、资源投入产出进行定期评价，以帮助构建更加科学和完善的分级诊疗体系。

2. 基层医疗机构能力和动力还有待提高。

南充市推行分级诊疗以来，基层医疗机构的服务能力提升取得了初步成绩。但和经济发达地区比，尚存在较大差距。此外，基层医疗机构医务人员的激励机制也是需要关注的问题。

建议通过构建更加紧密的医疗联合体或医疗集团，由牵头医院统一人财物的管理，构建科学的分级诊疗关键绩效指标，贯彻多劳多得、优绩优酬的总体原则，做实"专科＋全科"的服务模式。

3. 分级诊疗模式推行力度和进度存在差异。

南充地区面积较大，医疗机构多，因各县（区）经济、能力和激励等因素存在差异，所以在南充市实施分级诊疗过程中各县（区）推行力度和进度并不完全同步。

建议进一步总结优秀试点县（区）分级诊疗和医联体建设经验，探索制定既符合分级诊疗规律，又因地制宜的一县（区）一策方案。

（文进，陶文娟　四川大学华西医院医院管理研究所）

激发人才活力
整合存量资源

——陕西省宝鸡市分级诊疗制度建设经验

为合理配置医疗资源，在全市形成科学有序的就医秩序，缓解群众"看病难、看病贵"和医院接诊压力大等问题，宝鸡市不断深化医药卫生体制改革，积极推进分级诊疗制度的建立。

1. 抓管理，加强组织领导，将建立分级诊疗制度纳入全市全面深化改革八项重点任务。

2. 强基层，加强基层人才队伍与卫生体系建设，全面推行医师多点执业和家庭医生签约。

3. 合理配置医疗资源，明确各级医疗机构的功能定位。

4. 大力推进医联体的建设，加强各级医院之间的交流与合作，实现医院的"组团发展"。

5. 调节医保报销比例，实行差异化报销，引导居民理性就医。

各项措施的落地，取得了良好的效果，宝鸡市的基层首诊率与双向转诊下转率明显上升，"基层首诊、双向转诊、急慢分治、上下联动"的就医新格局初步建立。

一、 改革背景

"小医院没人去，大医院挤破头"——大多数患者面临着"看病难"的问题，这一问题曾一直困扰着宝鸡市市民。为合理配置利用宝鸡市的医疗资源，构建科学有序的就医秩序，推动形成"小病在基层，大病进医院，康复在基层"的就医新格局，有效缓解人民群众"看病难、看病贵"和大医院就诊压力大的问题，2015 年，宝鸡市根据《中共中央国务院关于深化医药卫生体制改革的意见》（中发〔2009〕6 号）、《陕西省人民政府办公厅关于印发建立分级诊疗制度指导意见的通知》（陕政办发〔2015〕49 号）和《宝鸡市人民政府办公室关于印发宝鸡市建立分级诊疗制度实施方案的通知》（宝政办发〔2015〕49 号）等文件的精神，制定下发了《关于城镇基本医疗保险实施分级诊疗制度的通知》（宝市人社发〔2015〕137 号），自 2016 年 3 月 1 日起，宝鸡市开始实施城镇基本医疗保险分级诊疗制度，"基层首诊、急慢分治、双向转诊、上下联动"的分级诊疗新秩序在宝鸡启动。

在这一新秩序中，根据疾病的轻重缓急和治疗难易程度，不同级别和服务能力的医疗机构承担起不同的诊治角色——基层医疗机构被推为面向常见病、多发病和慢性病的"第一梯队"，疑难病、危急重症则在上级医院确诊治疗，待患者病情稳定后，再转回基层医疗机构进行康复治疗。

二、 主要做法

（一）抓管理，加强组织领导

1. 明确工作目标与原则，强化组织与领导。

将建立分级诊疗制度纳入全市全面深化改革八项重点任务，列入年度目标任务考核。2015 年，宝鸡市政府印发《宝鸡市建立分级诊疗制度实施方案》（宝政办发〔2015〕49 号），对建立分级诊疗的工作目标、工作原则，分级诊疗模式、内容和不受逐级转诊限制的特殊情况以及基本医疗保障政策的调整内容等都作出了明确规定，有力保障分级诊疗工作的顺利实施。

2. 完善配套政策，加大宣传力度。

编印《宝鸡市分级诊疗工作资料汇编》，加大分级诊疗相关工作政策的普及力度，制定下发《宝鸡市分级诊疗疾病诊疗目录》，包含 12 个专科、109 种常见疾病，指导各级医疗机构分类救治。各县区、各部门出台相关配套政策，全市分级诊疗工作同步实施，推动形成"小病在基层，大病进医院，康复在基层"的就医新格局。

（二）强基层，推进基层首诊

1. 放开医院人事权，突破基层"人才关"。

医院的发展离不开人才，基层首诊的推进须过"人才关"。宝鸡市从破解人才"引进难、留不住、待遇低"问题入手，淡化编制管理，放开医院人事权，允许医院根据业务发展需要自主招聘医务人才，实行人事代理和聘用合同管理，与在职在编人员享有同等待遇，医院的用人自主权得到充分发挥。

2. 加强基层卫生人才队伍与卫生体系建设。

通过实施万名医生招聘工程、人才振兴计划，扩大县级人才招聘自主权等为县级以下医疗机构招聘大专以上学生，弥补基层人才不足；同时，积极落实基层医师转岗培训、全科医师培训。加强以县级医院为龙头的农村三级卫生服务网络建设，对发展空间狭小或相对集中的县级医院实行了整体搬迁，建成规范化乡镇卫生院 168 个、村卫生室 1 850 个。

3. 推行医师多点执业。

在市域内实行执业医师区域通用制，放开执业地点限制，市县医院医师到基层多点执业不需审批，只需备案。

4. 实施对口帮扶。

江苏省淮安市第一人民医院、西安市红会医院、宝鸡市中心医院、宝鸡市中医医院、宝鸡市人民医院、宝鸡市妇幼保健院等三级医院对口帮扶 12 家县级医院，实现了县级医院对口帮扶的全覆盖。各县区积极实施县镇一体化、镇村一体化，每个县级医院帮扶 2～3 个乡镇卫生院，乡镇卫生院帮扶村卫生室，基层首诊能力得到加强和提升。

5. 落实家庭医生签约服务。

全面推行家庭医生与居民签约服务，在社区卫生服务中心设立首席健康咨询师，组建家庭医生团队 848 个，围绕基本医疗和公共卫生服务开展签约，签约人次 222 万人次，签约率 75%，其中重点人群签约率 67%，贫困人口签约率 100%。

（三）配资源，明确功能定位

1. 明确各级医疗机构功能定位。

镇卫生院（社区卫生服务中心）等基层医疗机构，主要接诊一般常见病、多发病和上级医院下转的康复患者；二级医院和县级医院接诊病情较重的急、慢性病患者和三级医院下转患者；三级医院主要接诊危重及疑难复杂疾病患者。急危重患者、特殊人群（65岁以上老年人、5岁以下婴幼儿、孕产妇、重症精神病患者、感染性疾病患者、在外地工作的市民等）可不经转诊直接到二、三级医院就诊。

2. 市级公立医院预约诊疗平台资源优先向基层开放。

留5%～10%的床位作为转诊空间，畅通转诊渠道。同时，按城市公立医院所在位置，以2.5千米范围划分服务片区，片区内上下级医疗机构签订"双向转诊协议"，实行基层首诊负责制。

3. 规范设置全科医学科（或门诊）。

印发《关于加强全科医学科建设有关问题的通知》，要求全市二级以上医院设立全科医学科，配备全科医生，具体负责双向转诊工作，并承担周边2.5千米范围全科医疗首诊接诊，对促进分级诊疗工作起到有力支撑作用。

（四）建设医联体，"组团"发展

1. 建立管理、技术双帮扶的医联体。

以市级5家三级公立医院为核心，建立管理、技术双帮扶的医联体，实现"管理支持、技术扶持、双向转诊、学科建设、人才培养、资源共享"的医疗服务新格局。目前五个医联体已覆盖市域内34家二级医院、17家社区卫生服务中心、58家镇卫生院，并辐射到甘肃省天水市、平凉市等13家二级及以上医院。

2. 探索建立医疗集团。

指导市妇幼保健院整合宝鸡石油机械厂职工医院，建成市儿童医院，整体托管陕西昌荣职工医院，成立了妇幼保健院代家湾分院，分别在金台区、渭滨区延伸领办2个社区卫生服务中心，形成了妇产医院、儿童医院、代家湾分院和2个社区卫生服务中心人财物统一管理的医疗集团。

3. 建立专科联盟。

以市妇幼保健院为龙头，联合县区妇幼保健院和部分综合医院妇产科、儿科，建立宝鸡妇幼疾病诊疗专科联盟；依托市口腔医院吸纳宝鸡地区 8 个市级医院和 18 个县级医院口腔科以及 14 个社区卫生服务中心等 40 个医疗机构组建宝鸡口腔医疗联盟。有效提升区域内妇幼、口腔诊疗保健水平。

4. 探索在农村建立医疗共同体模式。

深化县镇一体化、镇村一体化改革，由县级医院派出管理人员和专业技术人员，对口帮扶 2～3 个镇卫生院，提升镇卫生院诊疗服务水平。镇卫生院积极开展家庭医生团队式签约服务，指导村卫生室开展基本医疗、公共卫生服务。

5. 发展远程医疗协作网。

投资 2 200 万元建立覆盖市、县、镇的远程医疗协作网，布点 45 个项目单位，实现 34 个乡镇卫生院、10 个县级综合医院和市中心医院市级平台无缝对接，开展远程会诊、检验、影像等诊断，帮助基层提高诊疗服务能力。

（五）调医保，引导理性就医

实行差异化报销。在基层一级或二级基本医疗保险医疗机构住院上转的，上级基本医疗保险医疗机构起付线执行两级基本医疗保险医疗机构起付线差额部分；在三级基本医疗保险医疗机构住院下转的，个人不再缴纳基层一级或二级基本医疗保险医疗机构起付线费用。未按规定办理转诊转院手续，直接在宝鸡市统筹区域内三级基本医疗保险医疗机构住院的，按三级基本医疗保险医疗机构基金支付比例降低 30% 执行。未按规定办理转诊转院手续，直接在宝鸡市统筹区域外住院的，按规定支付比例降低 30% 执行。

三、 启示与建议

（一）特点与启示

宝鸡作为国家公立医院综合改革示范城市，市卫生健康委、各级医院和医务工作者对深化医药卫生体制改革、医联体建设等工作有广泛共识和高度重视，基层医疗卫生机构和人员积极性较高。通过医联体的人才培养和交流进修机制，越来越多的医护人员得到了锻炼，提高了业务水平，盘活了可利用资源。其主要亮点措施有以下几方面。

1. 去低效产能，坚持分级诊疗。

认真落实执行上下级转诊医疗保险支付政策，尤其是不折不扣地落实贫困人口医疗保险支付政策，解决掉基层群众普通常见病也求诊于大医院、形成大医院门庭若市的"虚产能"。以医学影像、检验、病理、心电四个"云平台"及远程会诊为牵引，逐步实现各医联体成员单位间的医技检查资源同质化，解决掉同级医疗机构检查结果不互认、形成重复检查就诊的"仿产能"。

2. 促重心下移，坚持资源下沉。

积极派驻中高级专业技术人员和行政管理人员，赴各医联体成员单位，从技术、管理、人才培养、资源共享等方面开展工作，一方面释放医院人才较为密集、难以发挥作用的压力，另一方面提升基层医疗单位的医疗水平，方便群众就医。

3. 降重复成本，坚持提质增效。

根据医联体各成员单位的实际需求，宝鸡市中心医院牵头采取代消、代洗、设备代维护等方式，为各医联体成员单位开展消毒供应、洗涤、设备维修等有偿服务。以降低采购成本为目的，以宝鸡市中心医院现行各类采购招标价格为标准，采取自愿的原则，医联体各成员单位可结合各自需求，从宝鸡市中心医院建立的采购平台采购设备、耗材及物品等，避免重复浪费，节约资金成本。

4. 补能力短板，坚持整体推进。

加强全科医师培训基地建设，招收 77 名全科医生开展规范化培训工作，进一步完善适应行业特点的全科医生培训制度，为健全基层医疗卫生服务体系打牢基础。建立紧密型医联体内医务人员柔性流动激励机制，宝鸡市中心医院医联体内的医务人员在任一成员单位注册后即可在医联体内所有成员单位多点执业。建立远程会诊网络系统，统筹完善医联体内部信息，实现各成员单位间互联互通和电子档案、电子病历的连续记录及信息共享，有效支持医联体内部预约诊疗、双向转诊、远程医疗、慢性病管理、资金结算等协同应用和服务。促进家庭医生签约服务，逐步形成"1＋1＋1"签约组合，推进服务模式从以疾病为中心到以健康为中心的转变。

（二）问题及建议

当前宝鸡市分级诊疗取得了显著的成果，同时还要看到存在的问题，主要有以下三方面。

1. 各层级医疗机构间利益关系较难协调。

长期以来，由于实行不同层级的财权和事权分级管理体制，大医院和基层医疗机构存在着利益竞争，目前在医联体建设上更多地靠政府推动，还没有完全形成良性互动的局面。

2. 多点执业仍需探索。

由于受医疗责任认定和收入分配机制制约，多点执业呈现"上冷下热"现象，目前多点执业以退休医师居多，市、县公立医院符合条件的医生由于业务工作繁重，申请多点执业人数偏少，到镇、村医疗机构多点执业的医师更少，政策的实施尚需一定时间的探索过程。

3. 群众传统就医习惯亟待引导。

就医一味追求大医院、大专家和高精尖设备、药物，导致大医院超负荷运转和基层医疗资源利用率不够两者矛盾并存。

基于当前存在主要问题，应当从以下四方面进行完善。

1. 继续鼓励多模式运行。

学习市妇幼保健院做法，引导组建紧密型医联体，实现人、财、物统一调配。总结市中心医院、中医医院做法，实施人才、管理、技术输出，通过优势互补形成资源共享。也可采取托管办法，剥离被托管医院的经营管理权，明晰界定增长额部分双方的利益分成，确保国有资产保值增值。同时为提高基层医疗机构参与积极性，鼓励大医院普遍推行对口帮扶形式，把医疗合作中的较多利益让渡给基层，通过双向转诊获得长远利益。

2. 创新激励机制，完善医师多点执业。

在分配机制上，实行与绩效考核挂钩的绩效工资制度，医务人员的收入不再与原所在单位的经济效益直接挂钩，而是由被服务的机构按协议约定的绩效在考核后发放；在职称晋升上，规定联合体内大医院的医务人员在晋升中级、高级职称前必须在联合体下级医院累计服务一定的时限（1年为宜）；总结西安市现有做法，开放医疗联合体，医生享有与联合体内多家医院签约权，多点执业，激活稀缺的优质医疗资源。

3. 整合内部资源，缩小层级差异。

建立筹资机制，无论采取何种形式的联合体模式，原有的政府财政补偿政策保持不变。整合设备资源，借助信息化的手段，在联合体大医院内组建临床检验、影像诊断、病理会诊、器材供应等中心，把各层级医院的优势引导到特色医疗方面，发挥资源的集约化效应。鼓励人才资源在医联体内合理流动，引导患者按层级合理就医。

4. 加强分级诊疗信息化建设。

制定分级诊疗、双向转诊的标准和规范及医保支付倾斜办法。在省级支持下建立区域内卫生信息平台，推进联合体内信息共享，整合各医疗机构的业务流程，开设双向转诊绿色通道，尽快形成分级诊疗的就医新格局，全力推进分级诊疗工作，努力为人民群众提供全生命周期的医疗保健等服务。

（毛瑛　西安交通大学公共政策与管理学院）